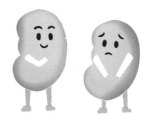

关于
肾移植
的那些事

复旦大学附属中山医院肾移植科普作品选编

主编

朱同玉

上海科学技术出版社

图书在版编目（C I P）数据

关于肾移植的那些事 / 朱同玉主编. -- 上海 ：上
海科学技术出版社，2022.8（2024.1重印）
ISBN 978-7-5478-5747-2

Ⅰ. ①关… Ⅱ. ①朱… Ⅲ. ①肾－移植术(医学)－普
及读物 Ⅳ. ①R699.2-49

中国版本图书馆CIP数据核字(2022)第128480号

关于肾移植的那些事

主编　朱同玉

上海世纪出版（集团）有限公司
上 海 科 学 技 术 出 版 社　出版、发行
（上海市闵行区号景路159弄A座9F-10F）
邮政编码201101　www.sstp.cn
永清县晔盛亚胶印有限公司印刷
开本 787×1092　1/16　印张 12.75
字数 200千字
2022年8月第1版　2024年1月第2次印刷
ISBN 978-7-5478-5747-2 / R·2522
定价：68.00元

编写人员

主　编

朱同玉

副主编

戎瑞明　许　明

编　者

（以姓氏拼音为序）

曹懿睿	陈　天	陈婷婷	高文君	顾辰力	胡　超	胡春兰	胡沐霜
黄　尚	贾亦臣	蒋亚梅	李佳蔚	李　龙	林　淼	林荣辉	彭　博
戚贵生	戚若晨	斯迪克江	孙佳佳	汪　逊	王吉妍	王继纳	王　硕
王宣传	吴楠楠	徐世豪	许瀚仁	杨　橙	曾毅刚	张　潮	张乐希
张平宝	张伟韬	郑　龙	朱　冬	卓　然			

秘　书

陈婷婷

绘　图

周琴怡　管启源

前言

　　喜欢研读历史书籍的朋友应该听说过"扁鹊为鲁公扈、赵齐婴两人互换心脏"的故事，那可以看作是古人对器官移植幻想的雏形。器官移植曾一度被认为是科幻小说、神话故事中才有的情节。直到近代，随着外科技术的快速发展和免疫抑制剂的出现，这一幻想最终成为现实。如今，器官移植已成为治疗终末期器官衰竭的有效手段。2022年1月7日，美国马里兰大学医学院外科医生团队成功将转基因猪的心脏移植到一名57岁男性患者体内并获得成功，这是人类首次将猪心移植给人，具有颠覆性意义，让人们对器官移植的未来充满了想象。

　　在器官移植领域，肾移植开展最早、例数最多、技术最成熟，已被公认为终末期肾功能衰竭的首选治疗方案。新的肾脏来之不易，而肾移植手术的成功只是"新肾"的开始，是"万里长征"的第一步。为保护"新肾"，术后长期、规律的随访和自我健康管理至关重要，需要医生与患者的紧密配合。

　　复旦大学附属中山医院泌尿外科是国内最早开展同种异体肾移植的机构之一，自1970年1月开始首例尸体供肾移植至今，已有52年的历史。在多年的肾移植临床工作中，经常有患者和家属向我们询问：尿毒症患者要不要做肾移植？什么时候做肾移植最合适？肾移植术后如何服药、饮食方面要注意什么？肾移植后能生孩子、可以过性生活吗？要解答这类问题，医生除了需要具备专业的肾移植知识外，还需要用通俗易懂的语言，让患者及家属能够理解和接受。早在2014年，复旦大学附属中山医院肾移植团队便创建了面向广大肾移植和尿毒症患者的微信公众号"复旦大学附属中山医院肾移植",定期宣传和推广肾移植相关科普知识,为广大患者答疑解惑。

为惠及更多肾移植患者,在"复旦大学附属中山医院肾移植"微信公众号创建 7 周年之际,我们将团队成员的原创科普文章进行精心筛选、分类,辅以图片和故事,编撰成这本通俗易懂、实用性强,又不失专业水准的肾移植科普读物。

本书从肾移植准备工作、肾移植围术期注意事项、肾移植术后长期管理等方方面面进行讲述,供广大肾友了解肾移植相关知识。希望这些科普知识能让大家对肾移植有更清晰的认识,让我们一起努力,共同守护好来之不易的移植肾,让"肾"命长存。

本书的出版得到了成美慈善基金会——"新肾儿"专项基金和上海市器官移植重点实验室的支持。在本书即将付梓之际,感谢基金会和上海市器官移植重点实验室、上海市肾脏移植质控中心的鼎力支持,感谢各位前辈对本书的指导与督促,感谢各位编者的真诚付出,感谢上海科学技术出版社编辑团队细致、高效的工作,感谢广大肾友对复旦大学附属中山医院肾移植团队的信任与支持!

让我们"移"路相伴,共同前行!

2022 年 7 月

扫码看视频
朱同玉教授谈
"肾移植"

目 录

第七章　"新肾"的希望——器官捐献　155

第一章

尿毒症及肾移植术前准备

本章主编 / 王宣传　　　本章主审 / 戚贵生

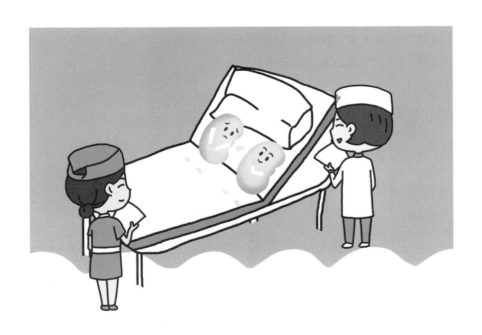

一、肾移植的前世今生

器官移植是治疗各类终末期器官功能衰竭的有效手段，被誉为"医学皇冠上的明珠"。在器官移植领域，肾移植是开展最早、例数最多、技术最成熟的器官移植。

早在 2 000 多年前，人类就有了器官移植的幻想。《列子·汤问篇》记载了扁鹊为鲁公扈、赵齐婴两人互换心脏的故事。而欧洲文艺复兴时期的一幅圣坛装饰油画，也描绘了肢体移植的场景。

自 18 世纪起，器官移植真正进入实验研究阶段。1902 年，奥地利医生乌尔曼（Ulman）利用血管套接法首次完成了动物的肾脏移植手术，包括犬肾移植和犬-羊肾移植，但术后存活时间都很短。1905 年，法国医生卡雷尔（Carrel）发明了血管三点吻合术，突破了血管吻合技术的瓶颈，奠定了现代血管吻合的基础，也解决了器官移植血管吻合的难题。鉴于卡雷尔医生对器官移植所做的贡献，他于 1912 年获得了诺贝尔生理学或医学奖。1933 年，乌克兰医生沃罗诺伊（Voronoy）实施了第一例人类同种异体尸体肾移植，但由于血型不合，受者在术后 48 小时死亡。这些对肾移植的初步探索，为肾脏替代治疗带来了一丝曙光。当时，由于人们缺乏对器官移植排斥反应的认识，故接受肾移植的患者都没能长期存活。但是，手术的失败并没有阻挡人们前

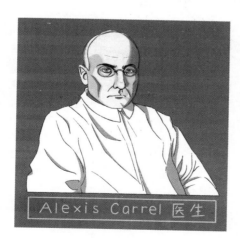

进的脚步。1954 年，美国哈佛大学的梅里尔（Merril）和默里（Murray）医生为一对同卵孪生兄弟成功实施了肾移植手术，患者术后虽然没有服用任何抗排斥药物，但移植肾依然得以长期存活。这是人类历史上第一次成功的肾移植，同时也是人类历史上第一次活体器官移植，开创了器官移植的新纪元。随后，在

1959 年，默里医生为一对异卵双胞胎实施了肾移植，这一次，患者接受了全身照射（免疫抑制措施），移植肾又一次获得了长期存活。1962年，默里医生首次成功进行了尸体肾移植，同时改用硫唑嘌呤作为免疫抑制剂，使移植肾的存活时间有了突破性进展。这 3 例不同类型的肾移植相继获得成功，标志着现代器官移植时代的开始，使人们对器官移植的认识有了新的飞跃。鉴于其在肾移植领域的贡献，默里医生于 1990 年获得了诺贝尔生理学或医学奖。20 世纪 80 年代后，随着环孢素等免疫抑制剂和 UW 器官保存液（一种低温器官保存液）的出现，显著提高了肾移植患者的生存率，肾移植技术也因此取得了重大进展，进入了飞速发展时期。

我国的肾移植起步于 20 世纪 50 年代，同时还进行了各种动物的肝、肺等同种移植术式的探索，但未作公开报道。

1960 年，北京医学院附属第一医院吴阶平教授完成了我国首例尸体肾移植，但因当时缺乏有效的免疫抑制措施，患者于术后 1 个月出现移植肾失功，未能长期存活。

1972 年，中山医学院第一附属医院的梅骅教授与北京友谊医院于惠元教授、侯宗昌教授合作，成功完成了我国第一例活体亲属肾移植。患者术后存活了 1 年多，最后因重症肝炎死亡，但尸体解剖证实移植肾功能良好，这是我国器官移植界公认的首例肾移植成功案例。1974 年，上海中山医院熊汝成教授成功完成了国内首例长期存活（受者存活 9 年）的尸体肾移植术，开创了我国器官移植的新纪元。

随后，国内多个医学中心相继成功开展了肾移植手术。作为治疗尿毒症的有效方法，肾移植开始在国内逐渐推广。20 世纪 80 年代后期，我国肾移植进入了稳步发展时期，随着肾移植手术

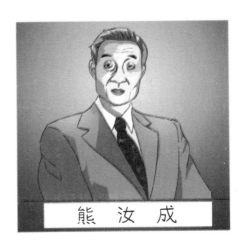

熊　汝　成

技术的不断提高、术后护理及免疫抑制药物的不断完善，肾移植数量逐年增加。1994 年以后，我国肾移植进入了一个蓬勃发展的新时代，每年肾移植例数由 2 000 例上升到 4 000 多例，直至目前的每年超过 1.2 万例，肾移植受者的长期存活率也逐年上升。

2007 年国务院颁布了《人体器官移植条例》，规定移植器官必须来自自愿和无偿捐献，并符合伦理学的来源。中国器官移植事业开始走上科学化、法治化、规范化建设发展的轨道。

自 2015 年 1 月 1 日起，我国全面停止使用司法途径人体器官，公民器官捐献是唯一合法来源。中国的器官移植事业实现了器官来源的根本转型，"一步到位"走上规范化、法治化发展的轨道。

目前，我国每年实施肾移植的总数仅次于美国，居世界第二位。虽然我国肾移植事业在近几十年里取得了巨大成就，但是目前面临的最重要问题仍是供体器官严重短缺，这在很大程度上限制了我国器官移植事业的进一步发展。

扫码看视频
ABO 血型不相容
肾移植

道阻且长，行则将至。虽然道路曲折，但相信通过数代器官移植医师的共同努力，我国器官移植事业的未来必将一片光明！

（文：徐世豪）

二、想登记做肾移植，你应该知道这些

我们经常接到一些尿毒症患者的咨询：我想在中山医院做肾移植，如何登记？需要做什么检查？需要走哪些流程？

目前，国内的供肾来源有两种，即活体亲属捐献和公民逝世后器官捐献（DCD 供肾）。由于活体亲属供肾肾移植还要涉及一系列亲属关系证明材料的准备及伦理审批等手续，故先介绍在复旦大学附属中山医院等待 DCD 供肾肾移植需要做哪些准备工作。

1. 登记前检查

① 常规实验室检查：血和尿常规、肝肾功能、电解质、空腹血糖、血脂、凝血功能全套、血型、输血前九项（如有乙肝，需查 HBV DNA；如有丙肝，需查 HCV RNA）、血沉、甲状旁腺素（PTH）。

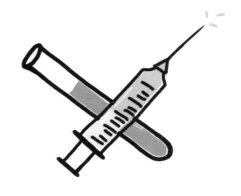

② 肿瘤血清学标志物检查：前列腺特异性抗原（PSA）+ 游离 PSA（男性 ≥ 50 岁）、甲胎蛋白（AFP）、癌胚抗原（CEA）、CA125（女性）、CA19-9、宫颈刮片（TCT，女性 ≥ 40 岁）。

③ 影像学检查：心电图、胸片、彩超（甲状腺、肝胆、胰、肾脏、肾上腺、输尿管、膀胱，女性增加子宫、附件，男性增加阴囊、前列腺）、血管彩超（双侧髂血管）。无尿或需要限制饮水的患者，必须大量饮水使膀胱充盈才能做的项目可以不做，如膀胱、前列腺。

④ 组织配型检查：PRA、HLA 配型。

2. 肾移植专科医师全面评估

拿到全部检查结果后，患者需要到肾移植专科门诊进行全面评估，由肾移植专科医师审核检查结果，明确有无手术禁忌证及是否要进一步检查。

中山医院肾移植专科门诊时间（以当日医院公布信息为准）
肾移植随访门诊：周三下午、周五下午
肾移植专科医师门诊
朱同玉教授：周四上午（高级专家门诊）
戎瑞明主任医师：周二上午、周三上午（高级专家门诊），周三下午（专家门诊）
许明主任医师：周二上午、周四上午（高级专家门诊），周五上午（专家门诊）
王继纳副主任医师：周二上午、周三上午（专家门诊）

3. 登记肾移植

经肾移植专科医师审核后，患者须带上所有检查结果，前往复旦大学附属中山医院 1 号楼 709 室，相关工作人员会在肾移植登记系统内录入相关信息并进行登记。至此，患者可以安心等待，一旦有了合适的肾源，就可以进行肾移植了。

（文：王继纳）

扫码看视频

如何进行
肾移植登记

扫码看视频

如何在门诊完成肾
移植登记前检查

三、亲属肾移植术前需要做哪些检查

由于亲属活体供肾肾移植（简称"亲属肾移植"）具有特殊性，既要确保供肾者自身是健康的，还要确保肾移植的受者没有肾移植的禁忌证，故术前检查和评估更为全面和细致。

1. 供肾者

供肾者必须是健康状态，保护供肾者是亲属肾移植的根本伦理原则，供肾者的保护优先级在肾移植受者之上。供肾者需要全面评估健康状态，若有严重的健康问题，就不宜作为供肾者。由于术前检查内容较多，检查项目应按照从简单到复杂、费用从低到高的原则进行分步检查。如果在前一阶段检查时已发现健康问题，不宜作为供肾者，则后续检查不再继续。

（1）初步筛查

① 血型、血常规、肝肾功能、电解质、离子浓度、血脂、空腹血糖、尿常规（如发现蛋白尿，加做 24 小时尿蛋白定量）；

② 彩超：甲状腺、肝、胆、胰、脾、肾脏、输尿管、膀胱、肾上腺、腹膜后，男性增加前列腺和阴囊内容物，女性增加乳腺、子宫和附件。

（2）进一步检查

① 实验室检查：定血型（根据政策规定，需要在包括本院在内的两家医院检测血型）、凝血功能全套、输血前九项（有乙肝病史者查 HBV DNA，有丙肝病史者查 HCV RNA）、血沉、结核感染 T 细胞斑点试验（T-spot）、甲状旁腺素（PTH）、巨细胞病毒（CMV）IgG 和 IgM；

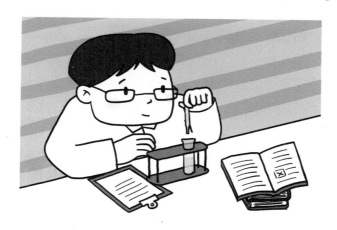

② 肿瘤标志物检查：PSA+fPSA（男性 ≥ 50 岁）、AFP、CEA、CA199、CA724、NSE、CA125 和 CA153（女性）等；

③ 宫颈液基细胞学检查（TCT）（女性 ≥ 40 岁）；

④ 影像学检查：心电图、胸部 CT（平扫）。

（3）最后检查

HLA 配型、同位素肾图、肾脏血管 CT（CTA、CTV）。

2. 肾移植受者

肾移植受者应进行全面的医学评估，排除肾移植手术禁忌证。亲属活体供肾与DCD（公民逝世后器官捐献）供肾无特殊之处，肾移植受者的评估项目如下：

① 实验室检查：血常规、肝肾功能、电解质、离子浓度、空腹血糖、血脂、定血型（本院、外院各一次）、凝血功能全套、输血前九项、血沉、T-spot、PTH、淋巴细胞分型、细胞因子；

② 病毒学相关检查：HBV-DNA（乙肝患者）、HCV-RNA（丙肝患者）、巨细胞病毒抗体、风疹病毒抗体、弓形虫抗体、EB病毒抗体、BK病毒核酸定量分析（血、尿）；

③ 肿瘤相关检查：PSA+fPSA（男性≥50岁）、AFP、CEA、CA199、CA724、NSE、CA125和CA153（女性），宫颈液基细胞学检查（TCT，女性≥40岁）等；

④ 影像学检查：心电图、胸部CT（平扫）、彩超（甲状腺、肝胆胰脾、肾脏、输尿管、肾上腺、腹膜后，女性增加乳腺、子宫和附件，男性增加阴囊内容物、前列腺）、血管彩超（髂动脉、髂静脉）、心超；

扫码看视频
如何进行亲属
肾移植登记

⑤ 组织配型检查：HLA配型、PRA、淋巴毒检查。

经过以上各项检查评估后，若供肾者是健康的，且受者也没有肾移植手术的禁忌证，就可以进入亲属肾移植术前准备的第二个阶段，即伦理学准备和审查阶段。

（文：贾亦臣）

四、亲属肾移植的术前伦理学准备

公民逝世后器官捐献（DCD）供肾肾移植已成为一种主要的肾移植方式，但由于亲属肾移植相较DCD供肾肾移植具有不可替代的优势，故世界范围内活体供肾肾移植的数量逐年增多。尤其是我们克服了因ABO血型不相容而不能进行移植的免疫学障碍后，使亲属肾移植有了更加广阔的适用范围。

相较于 DCD 供肾肾移植，亲属肾移植有一个特殊之处，就是需要通过非常严格的伦理学审批。我国《人体器官移植条例》规定：活体器官捐献人必须是年满 18 周岁的公民；活体器官的接受人限于活体器官捐献人的配偶、直系血亲或三代以内旁系血亲，或者有证据证明与活体器官捐献人存在因帮扶等形成亲情关系的人员。

我们以复旦大学附属中山医院肾移植中心为例，介绍接受亲属肾移植需要准备的伦理学相关材料及审批流程，以便准备进行亲属肾移植的病友了解和办理。

（1）身份证复印件

供肾者（供体）、供肾者父亲和母亲（指供肾者亲生父母）、供肾者配偶、供肾者所有子女（以下简称"供体及关系人"）的身份证复印件，供体未成年子女无需提供身份证复印件；接受者（受体）身份证复印件（正反两面）。如身份证遗失，须由当地公安机关开具人口信息证明。

（2）关系证明

供体及关系人、受体的户口本复印件，必须包含户口本首页。

（3）供体及关系人和受体的户籍证明及要求

① 必须由当地公安机关出具，居委会、村委会等出具的关系证明一律不认可；

② 户籍证明必须包含被证明人姓名和身份证号码；

③ 户籍证明内容必须包括：供体与受体之间的关系，供体与其父亲、母亲之间的父母子女关系，供体与其配偶的夫妻关系，供体与其所有子女的父母子女关系；

④ 户籍证明不能手写，必须是打印或复印版，须加盖当地公安机关（派出所）的公章，抬头原则上为户籍证明（因各地情况不一，可按当地派出所规定开具），末尾需要经办民警签名并附有联系电话及日期，因为后期卫健委会打电话给经办民警，以核实户籍证明的真实性；

⑤ 若存在供体父母已死亡的情况，可去居委会或村委会开具死亡证明，证明内容包括供体（姓名、身份证号码）与其父母（姓名）的关

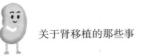

系，以及其父母的死亡时间，并加盖居委会或村委会公章，死亡证明可以手写；

⑥ 夫妻间肾移植，必须出具结婚证复印件；

⑦ 如果供体及关系人在一本户口本上（供体、受体户口未分开），可将户口本复印，并在复印件上加盖派出所公章，民警签字、留电话；供体、受体不在一个户口本上的关系人，需按上述第 3、4 要求，开具户籍证明。

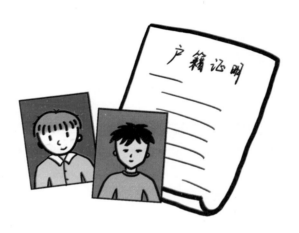

（4）供体、受体的 2 寸单人证件照各 1 张。

（5）中山医院输血科的供、受体双方血型报告单，中山医院组织配型实验室出具的供受体双方 HLA、PRA、CDC 报告。

（6）供体必须提供的检查报告：血常规、尿常规、肝肾功能、凝血功能、空腹血糖、血脂、乙肝"两对半"、丙肝抗体、HIV 抗体、RPR、心电图、X 线胸片、腹部 B 超、CTA、ECT，并汇报身高、体重；受体必须提供的检查报告：近期血常规、肝肾功能、凝血功能、乙肝"两对半"、丙肝抗体、HIV 抗体、RPR 报告单。

材料准备齐全后，供体和受体应携带以上材料，以及所有关系人的身份证原件、户口本原件，结婚证原件（夫妻间捐献提供），于每周二14 时至复旦大学附属中山医院西院区 1 号楼 709 室办理手续。

材料经审查无误后，须完成如下工作：签署意向书及知情同意书、供体及关系人、受体的身份证（原件）电子芯片验证。

完成以上工作后，所有材料将被上报至中山医院伦理委员会，伦理委员会定期（每月1次）召开会议进行审查。届时，供体及关系人和受体需要到场接受问询。之后，医院会将所有材料上报上海市卫健委医管处进行进一步审核。审核通过后，医管处会将批复同意书回馈至我院，供、受体等候入院手术通知即可。

希望广大尿毒症患者都能找到适合自己的替代治疗方案，拥有健康、有质量、有尊严的生活。

（文：朱冬）

扫码看视频
如何客观告知亲属
肾移植

扫码看视频
亲属肾移植的选择

五、肾移植前，您需要知晓的十件事

很多患者在肾移植术前后会反复咨询医生，日常生活中需要注意哪些问题，医生也会给患者很多建议。除手术前后的注意事项外，您还需要知道十件事。

1. 术后，您需要多个学科医生的支持

肾移植患者在术后都需要定期随访，但您不仅需要肾移植专科医生，还可能需要口腔科医生、皮肤科医生等其他专科医生，需要多个学科的医生对身体的各项功能进行监测。

2. 诊疗其他疾病前，须咨询移植专科医生

当您需要进行其他疾病的诊治前，尤其是需要提前服药或调整治疗方案时，应征询肾移植专科医生的意见。

3. 注意药物之间的相互作用

肾移植患者术后需要长期服药，这些药极有可能会与治疗其他疾病的药之间产生相互作用。因此，当您需要服用其他药物时，须咨询肾移植专科医生，并告知诊治您其他疾病的医生，以免引发严重后果。

4. 不要做"沉默的羔羊"

如果您的身体经常出现问题，如腹泻、痛风、胃痛等，请及时告知肾移植专科医生，这些情况或许可以通过调整治疗方案加以改善。

5. "消瘦的手指"是一个好现象

如果您的手指"变胖"（肢体水肿），提示移植肾可能出现问题，须及时就医。

6. 减少病菌接触，但勿"草木皆兵"

肾移植术后长期服用免疫抑制剂可导致机体免疫力下降，会增加感染的风险，但患者也不必"清洁过度"，平时应养成勤洗手的好习惯，疫情期间出门一定要戴口罩。

7. 避免长时间暴晒

肾移植后，患者不宜长时间在阳光下暴晒，这不仅会损害皮肤，还容易诱发皮肤癌。同时，大量出汗也会加重肾脏负担。

8. 服药方案宜适时调整

肾移植患者的治疗方案各有差异，如果感觉身体不适，应及时咨询医生，必要时进行方案调整（参照第 3 条）。

9. 保持身心愉悦

保持身心愉悦有助于保持移植肾的健康，切勿熬夜，以免增加移植肾的负担。

10. 您不是一个人在战斗

肾移植患者并不孤独，您有专业的医生团队，有家人，还有很多病友，与他们保持联系，能让自己保持心情愉悦。

移植肾是一份非常珍贵的礼物，请好好珍惜它！

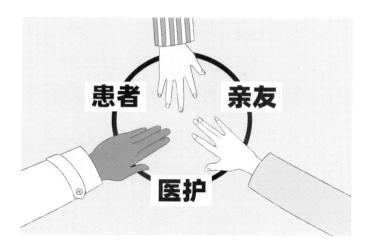

（文：胡春兰）

第
二
章

肾移植围术期管理

本章主编/杨　橙　　本章主审/王宣传

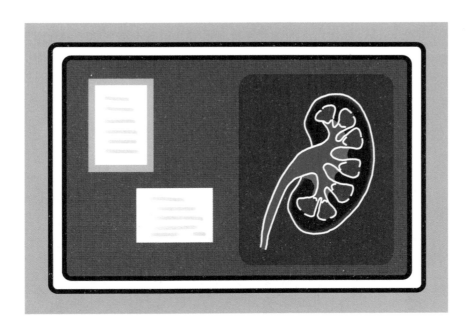

一、解密肾移植术后监护室的场景

重症监护室里没有家属陪伴，是肾移植术后风险最高、身体最不舒服的一段时间，想必大家都会有不少担心甚至焦虑。

肾移植是大手术，术后患者要入住重症监护室，也就是我们常称的"ICU"。在 ICU 里，有非常专业的护理团队进行 24 小时的监护，一旦发现异常情况，会及时向医生汇报。术后 24～48 小时内，是需要密切观察的时期。

术后，患者身上会有各种"管子"，如伤口引流管、导尿管、动脉压力监测导管、中心静脉导管，身边还有心电监护等各种仪器。请不要害怕，这些装置严密监控着身体的蛛丝马迹，让患者处于安全、可控的状态。监护室是安静的，由于肾移植患者需要一个比较干净的环境，故通常都是住单间病房，环境是比较舒适的。此时，患者可能会有很多术后早期的不适，如伤口疼痛、导尿管刺激等，这些不适症状一般在术后 48 小时后逐渐缓解并消失。肾移植术后，患者很快就可以进食，所以不会感觉很饿。

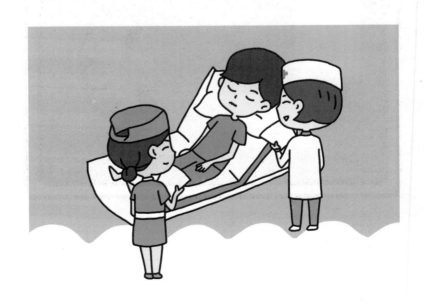

在 ICU 里，您的各项指标都被精准记录在案，精确到每小时尿量、血压、血氧饱和度等。总之，在 ICU 里，您不用担心，也不用害怕，专业的医务人员会精心照料您，直至您顺利转入普通病房。

（文：杨橙）

二、肾移植术后早期营养支持

肾移植患者术后早期即可进食。由于患者术后需要服用免疫抑制剂，可能会出现药物相关的副作用，需要合理搭配膳食。

1. 控制血糖

肾移植术后早期大量糖皮质激素的应用可能会使血糖升高，故患者的饮食应少油，限制糖和水果的摄入。宜吃低胆固醇和低脂的食物，忌食动物内脏、鱼子、蟹黄、肥肉等。

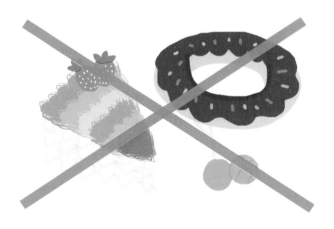

2. 控制血压

肾移植术后早期和康复期患者均需低盐饮食，每日食盐量控制在

3～4 克。若无高血压、水肿、少尿等情况，可以适量增加食盐量，但不宜超过每日 6 克。腹泻、多尿或夏天多汗时，可适当增加食盐量，防止发生低钠血症。高尿酸也是不容忽视的问题，患者忌喝浓汤（肉汤、鸡汤、鱼汤等），禁食动物内脏、海鲜，禁饮啤酒、浓茶和浓咖啡。

3. 蛋白质要补充

免疫抑制剂可加速蛋白质分解、抑制蛋白质合成，使蛋白质消耗增加，故肾移植术后患者宜适量增加优质蛋白质（动物蛋白质）的摄入，如鱼肉、鸡肉等。

4. 注意补钙

肾功能下降会引起钙吸收减少，免疫抑制剂的使用也会抑制钙的吸收、增加钙的排泄，时间长了会导致骨质疏松症。含钙丰富的食物包括奶类、豆类、水产品、坚果类及深色蔬菜等。补钙同时还须注意补充维生素 D，多进行些户外活动，必要时可口服钙剂。

5. 避免食用腌、熏、酱制食物

食品在腌制过程中，维生素 C 被大量破坏，还会产生大量亚硝酸盐，后者可与体内的胺类物质结合生成具有致癌作用的亚硝胺。同时，腌制食品大多盐分过高，食用后既增加肾脏负担，还可能导致高血压。因此，肾移植患者不宜多吃腌制食品。此外，烧烤类食品要也少吃，其不仅含有致癌物，蛋白质的利用率也低，还会增加肝脏、肾脏的负担。

（文：杨橙）

三、肾移植术后，做好自我监测

肾移植术后的护理是一项很精细、很繁琐的工程。不同于普通手术，移植术后早期需要监测很多指标，患者每天需要抽血化验，还要监测体温、脉搏、血氧饱和度等，还有各种管道护理，包括引流管、导尿管、血液透析导管、腹膜透析导管等。

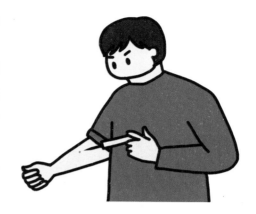

对患者而言，注意个人卫生对预防感染有重要作用。术后早期，患者在病房要做好皮肤、口腔卫生工作，护士会进行口腔护理；出院后，患者要注意个人卫生，勤换衣、勤沐浴。

此外，患者应主动掌握自己的病情变化，认真观察并记录。比如：观察有无移植肾区疼痛、疲乏无力；监测体温变化，因为体温是判断有无感染和排斥反应的敏感指标；定时测量血压，将血压控制在正常水平；观察小便情况，注意尿的颜色、量、质的变化。

总之，患者应保持乐观情绪，遇到问题要正确对待，以乐观的心态配合治疗，树立战胜疾病的信心。

（文：杨橙）

四、戴口罩可以有效预防感染

新冠肺炎疫情让人们习惯了戴口罩。其实，肾移植患者更需要戴口罩。肾移植手术目前已经是一项很成熟的技术，手术的成功意味着给尿毒症患者带来了一个完好、功能健全的肾脏，其远期健康效益大大高于透析治疗。

对尿毒症患者而言，肾移植手术的成功实施是一件令人兴奋的事。不过，肾友们术后还需要注意一些事，才能恢复健康。除按时随访、规律服用免疫抑制剂外，还有一件看起来很小，实则很重要的事——戴好口罩！

前几天，一位肾移植术后患者不知何时把口罩拉下，享受着病房里的"新鲜空气"。医生们见状，纷纷劝其速速戴好口罩。

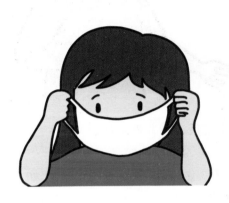

戴口罩，这件很小的事，无奈医生屡次告知，部分患者仍不理解："我就脱下口罩一会儿，不会太久""我刚刚吃完饭，口罩暂时先不戴了""戴口罩有点热，我就脱一会儿""戴着口罩我有点喘不上气，脱下来舒服一些"……

虽然患者的情况不一，理由千差万别，但我们仍建议肾移植术后患者：为了身体健康，请戴好口罩，不要随意摘下。

因为术后患者往往都比较虚弱，接受肾移植手术的患者更是如此。同时，免疫抑制剂的使用虽然大大降低了机体对供肾的免疫排斥风险，但也会使患者对抗外界病原体侵袭的能力大大降低。因此，随意摘下口罩的行为是很危险的。

感染并发症已成为肾移植患者术后早期死亡的主要原因，呼吸系统、泌尿系统、胆道、肠道、皮肤和软组织、神经系统等部位的感染均有发生。其中，呼吸道感染最常见，肺部感染所占比例最高。感染并发症不仅使移植物存活率降低，还会威胁患者生命。尤其值得一提的是，院内获得性感染也很常见，且院内感染的很多病原体对多种抗生素已耐药，一旦发生感染，可能对肾移植患者造成沉重打击。希望大家听从医生的建议，免遭严重感染的侵袭。为了您的健康，我们负责肾移植手术，您负责戴好口罩！

（文：汪逊）

五、术后移植肾功能没有立即恢复，不必过虑

"医生，我们是同一天做的肾移植手术，为什么他的小便量这么多，而我的小便量到现在还那么少呢？"

很多肾移植患者术后回到病房，或多或少会有这种疑问。出现这种情况，可能是发生了移植肾功能恢复延迟（DGF），这是肾移植术后早期比较常见的并发症之一。

移植肾功能恢复延迟，顾名思义，是指植入体内的肾脏短期内尚未发挥功能，需要一段时间的恢复。DGF 是一种因移植肾的有效功能容量与受者的日常生理需求暂时不匹配引起的临床综合征，主要表现为术后少尿及无尿，或初期尿量多，而后尿量骤然减少，可伴血肌酐升高。DGF 短则持续数天，长则需要数月才能恢复。因此，临床医生在与患者及家属进行术前谈话时，都会着重提到这一问题。

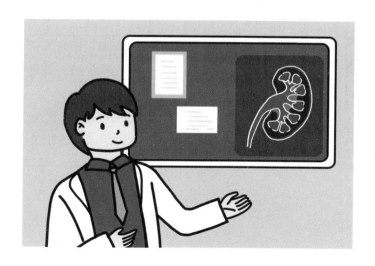

这个问题严重吗？其实，DGF 只要处理得当，移植肾功能不会受太大影响。明确 DGF 病因的"金标准"是经皮移植肾穿刺活检。当患者出现术后尿量不增、血肌酐不降的情况时，应及时进行影像学检查，如彩色多普勒超声检查见移植肾肿胀、肾皮质与肾髓质界面模糊和阻力指数增高，有助于明确诊断。CT、磁共振检查等，也有一定的诊断价值。

陪护患者的家属应多留意观察患者的尿量、尿色，以及其有无咳嗽、发热、胸闷等不适，有情况多与医生沟通。如果 DGF 诊断明确，家属要多鼓励患者，减轻患者的焦虑情绪，配合医生积极治疗。

DGF 的处理主要包括以下几种方式：

（1）透析治疗：此时患者尚不具备完善的肾脏功能，需要进行透析治疗。同时须关注 24 小时出入水量，维持水、电解质及酸碱平衡，清除体内炎性递质，促进移植肾功能恢复。

（2）调整免疫抑制剂：透析期间，免疫抑制剂需做调整，可选用糖皮质激素、吗替麦考酚酯，钙调磷酸酶抑制剂可选择应用小剂量的他克莫司。为预防急性排斥反应，可采用抗人 T 细胞免疫球蛋白、抗胸腺细胞免疫球蛋白或抗人 T 细胞 CD3 鼠单抗等抗体诱导治疗。

（3）预防感染及支持治疗：由于患者的尿毒症状态尚未纠正，且已开始服用免疫抑制剂，对病原体的抵抗力不足，感染风险增加，需要预防感染。具体措施包括每天密切关注患者体温状况、关注血生化指标、减少陪护及看望的亲属等。

扫码看视频
移植肾功能
恢复延迟

DGF 是肾移植术后常见的并发症，医生及患者家属需予以重视，密切配合，共助患者渡过难关。

（文：汪逊）

六、肾移植术后，肌酐、尿量可能会有波动

肾移植术后，无论医生还是患者都会格外关注肌酐和尿量情况。"医生，我做完肾移植术后，为什么尿量没有多起来，我的肌酐多少了？"这是医生在移植病房听到比较多的问题之一。血肌酐和尿量都是

反映肾功能的指标，一起来看看肾移植术后少尿或无尿、血肌酐下降缓慢的原因有哪些。

1. 术后出血

这是肾移植术后早期最严重的并发症之一。首先，出血会导致血压下降，移植肾血流灌注减少，引起肾前性少（无）尿；其次，渗出的血液在移植肾周围形成血肿，压迫肾脏，影响肾功能。

2. 移植肾动静脉血栓形成

一般很少发生，一旦发生，后果非常严重。动静脉血栓堵塞血管，使移植肾血供不良，短期内可引起少尿或无尿，长期未处理会导致移植肾失功甚至坏死。

为预防上述并发症发生，并在可能发生时及早发现、及早干预，患者从术后第一天起即需要做移植肾彩超，以了解移植肾的血流充盈程度、动脉阻力指数、肾周有无积血或积液形成等情况。

3. 排斥反应

排斥反应是在肾移植术后短期和长期都可能导致少尿的重要原因。根据发生时间和进程不同，分为超急性排斥、加速性排斥、急性排斥和

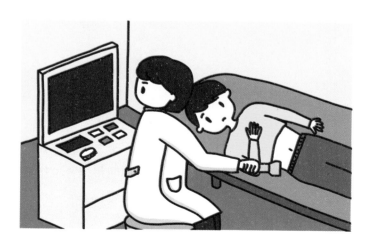

慢性排斥。排斥反应一般需要通过病理检查确诊，但若术后出现以下状况，往往提示排斥反应极可能发生，患者需要紧急告知医生：突然少尿、无尿或血尿，体温上升，不明原因血压升高，移植肾区疼痛、肿胀、皮肤温度升高，血肌酐升高。

4. 输尿管梗阻

输尿管梗阻可导致肾后性少尿，常见原因有输尿管坏死或狭窄、双 J 管阻塞输尿管、输尿管过长导致弯曲或打折、输尿管结石等。主要表现为进行性少尿或突然少尿、血肌酐升高。彩超检查可发现移植肾积水。

5. 移植肾功能延迟恢复

移植肾功能延迟恢复（DGF）主要表现为少尿或无尿，伴动脉阻力指数升高，一般不会发生血压升高、体温升高及移植肾肿痛，可与排斥反应相鉴别。发生 DGF 后，需要耐心等待肾脏慢慢"苏醒"，其间患者可能需要进行几次透析治疗。

肾移植是一项复杂而艰巨的系统工程，术后随访更是保证移植肾长期存活的重要环节。希望患者能与医生积极沟通、相互配合，共同维护好来之不易的肾脏。

（文：张潮）

七、了解血肌酐和肾小球滤过率

血肌酐是肾移植患者最关心的检查指标。很多患者都知道：血肌酐高了，说明肾功能有问题了；血肌酐正常，说明移植肾工作得很好。至于肌酐到底是什么？可能没多少患者能真正说清。

1. 肌酐从哪里来？

答：肌酐主要是人体肌肉代谢的产物，与饮食关系不大。肌肉发达的人，肌酐产生得多；肌肉少的人，肌酐产生得就少一点。

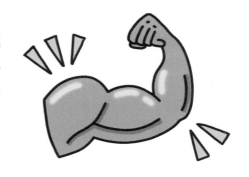

2. 为什么血肌酐可以代表肾功能？

答：肾功能正常的人，可以将体内产生的肌酐通过尿液排出体外。无论肌肉发达与否，无论每天产生多少肌酐，强大的肾脏都可以将这些代谢产物排出。因此，正常人的血肌酐水平是比较稳定的。一旦血肌酐升高，就说明肾功能减退了。

3. 血肌酐的变化能完全代表肾功能的变化吗？

答：只能部分代表。因为肾功能的储备远远超出生理需要，轻度的肾脏损害并不会影响血肌酐水平。只有当肾脏功能损害严重，无法满足正常生理需求了，血肌酐水平才会升高。除血肌酐外，测定肾功能的方法还有许多，如肾小球滤过率等。肾小球滤过率（GFR）是指单位时间内从肾小球滤过的血浆容量（毫升/分钟），是反映肾脏排泄功能的"金标准"。由于测定 GFR 比较复杂，故目前临床上多通过血肌酐进行估算。

综合而言，血肌酐是最方便、快捷和价廉的评估肾功能的指标。肾移植患者长期、规律地随访血肌酐水平，对了解移植肾的情况很有帮助。

（文：林淼）

八、肾移植术后为何会睡不着

肾移植手术虽然改善了尿毒症患者的生活质量，但许多患者的睡眠质量并没有得到改善。相对于其他较为严重的术后并发症，睡眠质量不佳虽不是很突出的问题，但若长期存在睡眠问题，还是会给患者的正常生活带来困扰，甚至可能导致肾功能下降，也需要引起重视。

许多终末期肾病患者在接受透析期间就出现了睡眠障碍，夜间入睡困难，白天嗜睡，影响日常生活。有研究表明，与术前相比，肾移植术后患者的睡眠质量并未得到明显改善，主要表现为睡眠时间缩短，入睡时间延长，睡眠效率低下，日间嗜睡，等等。

1. 引起睡眠质量下降的三个原因

首先是患者的身体状况。术后疼痛等并发症导致的不适会影响睡眠质量，移植肾护理不当导致血肌酐升高，也会使睡眠质量变差。此外，尿毒症患者往往经过了长时间的透析治疗，血压、内分泌功能均受到严重影响，这也是导致睡眠质量下降的重要原因。年龄越大的患者，睡眠质量越低。

其次是药物作用。有证据显示，免疫抑制剂的使用可能使肾移植患者的认知、情感、行为发生改变，如出现失眠、易激惹、记忆缺失等。不过相对而言，擅自减药的风险更大。

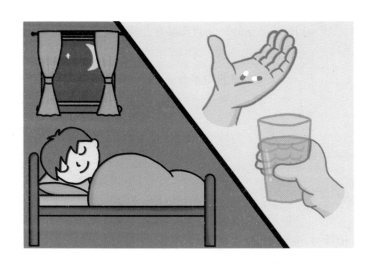

第三是患者的心理因素。研究表明，青壮年肾移植患者术后睡眠质量与其抑郁情绪有密切联系，抑郁情绪越严重，睡眠质量越差。对住院患者而言，对住院环境不熟悉也是导致失眠的原因之一。

2. 积极应对睡眠质量下降问题

适当运动可以改善睡眠质量。患者宜选择有氧运动，如散步、伸展运动、慢跑等。肾移植一年后的患者，体育运动没有特殊禁忌，但应避免剧烈运动和过分使用腹肌的运动，以保护移植肾。

养成良好的作息习惯，睡前避免饮用咖啡、茶、可乐等饮料，有助于改善夜间睡眠质量。正视抑郁情绪的负面作用，进行有效的心理疏导，有助于改善青壮年肾移植患者的睡眠质量。进行冥想练习、肌肉放松训练，多与家人、朋友交流等，都可以改善抑郁情绪。医生和家属应关注肾移植患者术后社会功能的恢复状况，家属更应提供必要的社会支持和情绪照护，与患者共同应对这一挑战。

（文：曹懿睿）

九、做完肾移植，透析装置什么时候"拆"

尿毒症患者在进行透析治疗时，身上带有不少"装置"，如腹透管、血透管、动静脉内瘘等。做完肾移植术后，患者都希望尽快摆脱身上这些额外的管子和明显突起的内瘘。那么，这些"附属物"什么时候能"拆"呢？

1. 腹透管在右下腹

移植肾通常放在右侧髂窝，如果置于右下腹的腹透管占用了移植肾的位置，那么有可能在术中就被拔除了；如果透析装置不影响肾移植手术，则一般在移植肾功能稳定后再去除。

2. 腹透管在左下腹

通常在肾移植术后 4～6 周，拔除移植肾双 J 管时，将腹透管拔除；也可能根据移植肾功能的恢复情况，安排在更晚的时间点拔除。

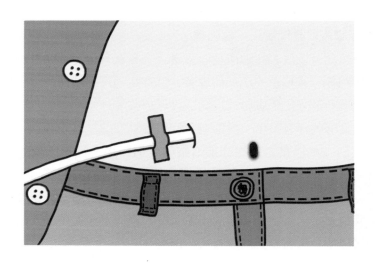

3. 血透患者的动静脉内瘘

因动静脉内瘘扎闭后无法再使用，往往会晚一些处理，如肾移植术后 1 年左右、移植肾功能稳定以后。部分患者的动静脉内瘘在移植术后会逐渐自行闭合，无需再通过手术进行内瘘的结扎。

为什么不在肾移植手术时顺便把透析装置处理掉呢？因为肾脏"换了主人"后，不一定马上就能起作用。有些患者会遇到移植肾功能延迟恢复的情况，即移植肾在术后没有立刻开始工作，需要慢慢"缓过神来"。在移植肾功能尚未恢复的这段时间，需要用血透或腹透的方式清除体内的代谢废物，给新肾"减负"，直到移植肾慢慢恢复功能。

此外，少部分患者会遇上发生得比较早的移植肾排斥反应，如超急性排斥反应、加速性排斥反应等。超急性排斥反应虽然相当少见，但防不胜防，不仅新肾保不住，患者也有性命之忧。针对这种情况，医生会为了保住患者的性命而决定切除移植肾，那么对患者来说，就需要回归透析治疗。加速性排斥反应常出现在肾移植术后几天，既难治，又容易反复发作，往往导致移植肾的功能逐渐减退甚至丢失，患者也常须回归透析治疗。如果这些患者在肾移植时就撤除了透析装置，医生只能为其安装临时血透管，造成不必要的额外伤害。

扫码看视频
肾移植术后何时拔除透析管

这就是即便术后早期移植肾功能的恢复非常令人满意，医生还是会等移植肾的情况稳定后，才为患者去除透析装置的原因。

（文：胡沐霜）

十、其他常见的围术期并发症

肾移植早期可能发生的并发症较多，除上述并发症外，比较常见的还有肝脏损害。

肝脏是人体主要的代谢和转化的器官，也是比较容易受到损伤的器官，对肾移植患者而言尤其如此。因为肾移植术后需要使用免疫抑制剂等药物，大多需要经过肝脏代谢和转化，才能发挥药效。

有文献报道，肾移植术后肝脏损害的发生率为 10%～15%。另据统计，肾移植后远期带功（移植肾仍然有功能）死亡的患者中，30% 左右是肝衰竭引起的。可见，肝功能损害对肾移植术后患者的威胁是相当大的。

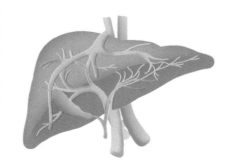

1. 肾移植术后肝脏损害的原因

（1）病毒感染

主要包括乙肝病毒、丙肝病毒和巨细胞病毒感染等。由于肾移植患

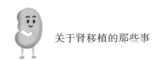
者的特殊性，肾移植术后病毒感染引起的肝炎，治疗比较棘手，疗效差，病情进展快，患者预后差。

（2）药物性肝损

许多免疫抑制剂，如环孢素 A、他克莫司、硫唑嘌呤等都具有肝毒性。此外，一些抗生素、非甾体抗炎药、镇静药等，也有不同程度的肝毒性。

（3）胆道感染或梗阻

肾移植术后患者应用的一些药物，如环孢素 A 等，可以干扰胆汁合成与排泄，造成胆石症。若结石堵塞胆道、继发感染，可造成不同程度的肝脏损害。

（4）其他原因

若患者原有基础肝脏疾病，病情可能在肾移植后迅速进展，最终引起肝功能损害。

2. 降低发生肝脏损伤风险的对策

肾移植术后，密切监测肝功能状况，必要时及时干预，是最重要的防治措施。肾移植患者在关注移植肾功能的同时，应定期检查肝功能，并与上一次的肝功能进行比较。若发现肝功能有恶化趋势，须及时与医生联系和沟通，找到导致肝脏损伤的原因，同时暂停服用对肝功能损伤较大的药物，加用一些保肝药物。请注意，上述治疗措施必须在医生指导下进行，患者切忌擅自用药，以免对移植肾造成不良影响。

（文：斯迪克江）

第
三
章

肾移植术后管理——并发症篇

本章主编/朱　冬　　本章主审/杨　橙

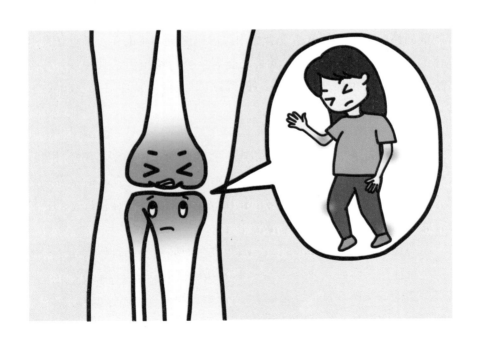

一、排斥反应

1. 肾移植术后排斥反应知多少

尿毒症是影响人类健康的重大疾病，目前治疗尿毒症最有效的手段是肾移植。自从 1954 年美国的默里医生成功实施第一台肾移植手术以来，目前全球已经有近百万尿毒症患者接受了肾移植手术。近些年来，随着医疗水平的不断提高，肾移植专科医生临床经验的不断积累，移植器官保存技术的改善，以及各种新型免疫抑制剂的应用，肾移植手术的成功率显著提高，急性排斥反应的发生率明显减低。

尽管如此，排斥反应仍然是影响移植肾长期存活的独立危险因素，需要高度重视并预防肾移植术后排斥反应的发生。

（1）什么是排斥反应？

排斥反应是指尿毒症患者接受了不同基因的肾脏后，在不使用免疫抑制剂的情况下，移植肾遭受者体内以淋巴细胞为主的免疫活性细胞和抗体的"攻击"。简而言之，就是当受者接受肾移植后，其免疫系统会将这个"外来"的肾脏识别为一种"异己"成分，从而对其发起攻击、破坏和清除的反应。

（2）排斥反应如何分类？

根据排斥反应发生的时间，临床上将其分为 4 种类型：超急性排斥反应、加速性排斥反应、急性排斥反应和慢性排斥反应。根据发病机制，排斥反应又可分为细胞介导的排斥反应（细胞性排斥反应）和抗体介导的排斥反应（体液性排斥反应）。

超急性排斥反应，顾名思义，就是发生时间最早的排斥反应，一般发生于肾移植术后数分钟至数小时内，一般在 24 小时内，是最剧烈、后果最严重的一类排斥反应，是患者体内预先就存在的抗体所致。随着组织配型技术的提高、免疫抑制剂的应用，此类排斥反应目前已非常少见。由于目前对超急性排斥反应尚无有效治疗方法，故一旦确诊，应尽早切除移植肾。

加速性排斥反应通常发生于肾移植术后 1～7 天内，是介于超急性排斥反应和急性排斥反应之间的一种排斥反应，反应剧烈、进展快，移植肾功能常迅速丧失。目前常用抗胸腺细胞球蛋白（ATG）、抗淋巴细胞球蛋白（ALG）进行治疗，但疗效较差。

　　急性排斥反应是肾移植术后最常见的排斥反应，可发生于移植后的任何阶段，多数发生于移植后 1～3 个月内。主要由各种原因导致的免疫抑制剂剂量不足引起，如突然减量或停用免疫抑制剂，频繁呕吐、腹泻或短期内体重明显增加导致免疫抑制剂相对不足等。肾移植术后患者若出现不明原因尿量减少、体重增加、血压升高，化验提示血肌酐和尿素氮升高，应高度怀疑发生了急性排斥反应。此时患者应及时就医，若得不到及时处理，可导致移植肾功能严重损害，甚至失去功能。患者发生急性排斥反应时，医生常采用激素冲击疗法或ATG 进行治疗。

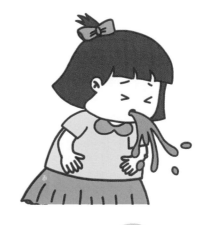

　　慢性排斥反应一般发生于肾移植半年以后，是影响移植肾长期存活的主要因素。主要临床表现为蛋白尿、高血压、移植肾功能进行性减退等。慢性排斥反应主要通过移植肾穿刺活检明确诊断。目前对于慢性排斥反应，尚无特别有效的治疗方法，治疗目标是尽可能防止肾功能进行性恶化。

扫码看视频
移植肾排斥反应
有哪些类型

　　总之，患者在肾移植术后要按医嘱服用免疫抑制剂并按时复诊，在医生指导下调整药物，切忌随意减药或停药，发现异常应及时就诊，珍惜来之不易的肾脏。

（文：徐世豪）

2. 肾移植排斥反应十问十答

（1）为什么会发生排斥反应？

答：当“外来物”（如细菌、病毒等）进入人体后，机体的免疫系统能够迅速识别并攻击它们，保护人体不受侵害，这是人们常说的免疫力。被移植到体内的肾脏，也会被免疫系统判定为"外来物"，并因此受到攻击，医学上称之为排斥反应。在没有有效治疗措施的情况下，这种攻击对移植肾来说，是致命性的。

（2）如何判断是否出现了排斥反应？

答：随着强效免疫抑制剂的使用，排斥反应的症状越来越不典型。如果患者出现了如下症状，往往提示可能发生了排斥反应，应立即联系肾移植专科医生：移植肾区疼痛，触摸时感觉移植肾变硬、变大；发热，体温超过38℃且无明显感染症状；尿量突然减少；体重突然增加；手足肿胀；血压升高；等等。

（3）没有任何不适，是否表示肯定没有发生排斥反应？

答：不是。随着高效免疫抑制剂的应用，排斥反应的症状越来越不典型，多数排斥反应发生时可以没有明显症状，检查仅提示血肌酐升高；甚至一部分血肌酐正常的患者，在进行移植肾穿刺活检后，才被发现有排斥反应，需要调整用药。因此，肾移植患者必须遵医嘱进行规律随访，不可大意。

（4）移植肾穿刺活检有必要做吗？

答：移植肾穿刺活检非常有必要。每个肾脏有100万～150万个肾小球，每次穿刺活检仅取出10～20个肾小球，患者没有必要担心因肾穿刺损失了部分肾小球而影响移植肾功能。肾穿刺活检虽然有一定风险，如出血等，但发生概率很低。重要的是，穿刺活检可以帮助医生鉴别诊断排斥反应和药物毒性损伤等不同病因，明确排斥反应的类型，其结果直接关系到后续治疗方案的制定，更关系到移植肾的安危。因此，患者不能因为担心并发症而拒绝进行移植肾穿刺活检。

（5）排斥反应分哪些类型？

答：根据发生机制，排斥反应可分为细胞性排斥反应和体液性排斥反应两种类型。急性排斥反应主要由细胞免疫介导，而超急性排斥反应和慢性排斥反应主要由体液免疫介导。实际上，排斥反应往往是细胞免疫和体液免疫共同参与，很难将两者完全区分开，故临床诊断一般按主要参与的病因判定。

（6）肾移植术后排斥反应多发生于何时？

答：排斥反应可以发生在肾移植后的任何时间。急性排斥反应常发生于肾移植术后半年内，尤其是术后三个月内，其后虽然不常见，但仍有可能发生。慢性排斥反应一般发生在肾移植半年以后。

（7）肾移植术后十年，还会发生排斥反应吗？还有必要定期去医院复查吗，可以让家属代配药吗？

答：排斥反应可以发生在肾移植后的任何时间。慢性排斥反应的发生风险随移植年限的增加而逐渐增加；即使是急性排斥反应，也可在肾移植多年后发生。因此，无论肾移植后多少年，患者均应按医生的要求定期随访，进行常规检查，不能仅委托家属来医院配药。

（8）怀疑有排斥反应，该怎么办？

答：排斥反应对移植肾的危害非常严重，甚至可能导致移植肾功能丢失。因此，一旦怀疑出现了排斥反应，患者应尽早去肾移植专科医生处就诊。

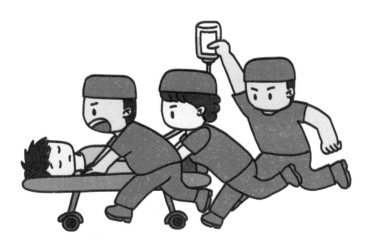

（9）哪些情况容易诱发排斥反应？

答：排斥反应的发生很难完全避免，但在某些情况下更容易发生，如：免疫抑制剂没有达到有效浓度；发生了感染，减少了免疫抑制剂的

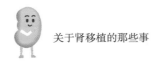

剂量；因较长时间腹泻，导致免疫抑制剂吸收不充分。

（10）为了解是否有排斥反应，需要做哪些检查？

答：患者应遵医嘱定期检查血常规、尿常规、肾功能等，并在必要时进行移植肾穿刺活检、HLA 抗体检测等。

（文：朱冬）

3. 重视慢性排斥反应，珍惜来之不易的肾脏

排斥反应是肾移植术后患者十分关心的问题。相对于急性排斥反应，慢性排斥反应无论在诊断还是治疗上，都更为棘手，且与移植肾的长期存活密切相关。慢性排斥反应若得不到及时诊治，往往会出现高血压、蛋白尿等一系列并发症，进一步造成移植肾的不可逆损伤，甚至造成移植肾功能丧失。

（1）什么是慢性排斥反应？

慢性排斥反应一般发生在术后半年以后，主要表现为肾功能进行性减退，可伴高血压和蛋白尿，最终可导致移植肾功能衰竭，患者需要回归透析治疗或再次进行肾移植。慢性排斥反应发病较为隐匿，不像急性排斥反应那样"来势汹汹"，因此不易被患者察觉，一

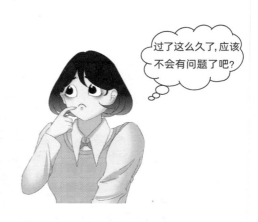

些未能定时随访的患者，常因不能及早发现病变而错过最佳治疗时机。

（2）哪些因素会诱发慢性排斥反应？

慢性排斥反应的具体发病机制尚未完全明了，目前认为，多种免疫学及非免疫学因素与慢性排斥反应密切相关。免疫学因素包括人类白细胞抗原位点错配、急性排斥反应、亚临床型排斥反应、免疫抑制剂剂量长期不足等；非免疫因素包括移植肾功能延迟恢复、免疫抑制剂肾毒性、巨细胞病毒与多瘤病毒（如 BKV）感染、血脂异常、高血压、蛋白尿等。

此外，慢性排斥反应还与患者的药物依从性密切相关。未遵医嘱服药或未按时随访的患者常因免疫抑制剂剂量长期不足，免疫抑制不达标，诱发慢性排斥反应，导致移植肾发生不可逆损伤。

（3）如何处理慢性排斥反应？

慢性排斥反应在诊断与治疗上都较为棘手。诊断前，医生首先要排除输尿管梗阻及返流、肾血管狭窄、感染、急性排斥反应等导致肾功能损害的其他因素，并与药物肾毒性、原发肾病复发相鉴别。定期进行的程序性肾穿刺活检能早期发现潜在病变，对慢性排斥反应的早期诊断与及时干预有重要作用。

发生慢性排斥反应的患者需要进行综合治疗，包括调整免疫抑制剂、有效控制血压、纠正血脂异常、改善肾内血流、降低蛋白尿等措施。原则上，早期患者若能得到及时处理，在较理想的免疫抑制方案与综合性治疗下，移植肾功能可以在相当长的时间内保持稳定或延缓病情发展。一旦出现蛋白尿、高血压等情况时，处理会变得十分困难。

对肾移植患者而言，坚持定期随访和程序性移植肾穿刺活检十分重要，有助于医生及时发现问题，并根据病情变化调整免疫抑制治疗方案，及时处理慢性排斥反应。

（文：孙佳佳）

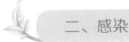

二、感染

1. 肾移植术后感染的"时间轴"

肾移植术后免疫抑制药物的应用，使患者的免疫功能受到抑制，一些对正常人而言微不足道的病原体会成为肾移植术后感染的"元凶"，严重威胁患者及移植肾的安全。肾移植术后的感染问题一直是肾移植专科医生和患者的"心腹大患"。早期发现感染的"苗头"，并采取针对性的治疗措施，对提高抗感染的疗效是至关重要的。

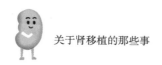

大量临床实践及科学研究证实，肾移植术后感染是有规律可循的，即形成了一条"时间轴"。

（1）术后早期感染（1个月内）

此阶段的感染，通常与手术相关，包括手术切口感染、手术区感染、肺部感染、尿路感染等，主要病原菌是细菌和真菌。导尿管、引流管与深静脉置管的存在，为病原体的入侵提供了机会。

随着公民逝世后器官捐献供肾日益增多，少数移植术后感染可来源于供肾。比如：真菌感染可直接引起血管吻合口感染，甚至血管破裂大出血，引发严重后果。

（2）术后中期感染（2～6个月）

此阶段的感染最为特殊，常是所谓的"机会性感染"。肾移植患者的免疫功能较弱，一些致病能力较弱的病原体可"乘虚而入"，或原本就潜伏在体内的病原体"乘势而起"，引发感染，包括巨细胞病毒（CMV）、肝炎病毒、单纯疱疹病毒、带状疱疹病毒、EB病毒、结核、真菌、卡氏肺孢子虫等。其中，CMV引起的肺炎最重要，常引起严重肺部感染。

因此，患者术后通常需要预防性口服更昔洛韦、复方新诺明等药物数月，避免前往人多的公共场合，坚持戴口罩，以预防感染。

（3）术后晚期感染（6个月以上）

肾移植患者在此阶段发生的感染，与普通人群基本类似。最常见的感染为流感、肺炎球菌肺炎、泌尿系统感染等。10%～15%患者可能存在慢性病毒感染。出现过急性排斥反应并使用大剂量免疫抑制剂治疗的患者，发生严重感染的可能性较大。

术后早期感染（1个月内）

此阶段的感染最为特殊，常是"机会性感染"。

术后晚期感染（6个月以上）

手术相关的感染，包括手术切口感染、手术区感染、肺部感染、尿路感染等。

术后中期感染（2~6个月）

此阶段肾移植患者出现的感染，与普通人群基本类似。

根据以上感染"时间轴"，可以采取针对性的预防措施。已经发生感染者，也能在早期进行经验性治疗。当然，对于具体患者，医生需要具体分析，进行个性化治疗。

（文：彭博）

2. BK 病毒感染对肾移植患者有什么影响

肾移植术后，各位肾友最担心的莫过于移植肾"不好了"。在引起移植肾功能减退的病因中，除排斥反应和药物毒性损伤等常见因素外，病毒感染也是不可忽视的重要原因。BK 病毒是一种主要侵犯移植肾的病毒，它平时"不动声色"地潜伏于人体内，一旦"时机成熟"，便会悄悄地对移植肾"发起攻击"。

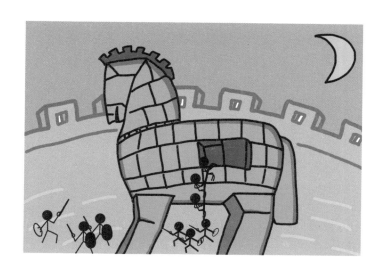

BK 病毒属于多瘤病毒的一种。1971 年，加德纳（Gardner）医生从一名移植肾功能衰竭患者的尿液和输尿管上皮细胞内分离出了一种新病毒。由于该患者的名字首字母是"BK"，故这个病毒便被命名为"BK 病毒"。

研究发现，BK 病毒的存在非常广泛，人群中 60%～80% 可以检测到 BK 病毒抗体。在免疫力正常的成年人群中，BK 病毒感染人体后并不致病，而是潜伏在体内，尤其是泌尿系统的上皮细胞内。当人体免疫力明显下降时，如接受了肾移植手术或感染了艾滋病病毒等，BK病毒就会重新激活，趁机"兴风作浪"。肾移植术后，10%～20%的患者会感染BK病毒，其中一半左右会发病，主要引起移植肾的BK病毒肾病，30%～65%BK病毒肾病患者的移植肾会丢失功能，蛋白尿通常不明显；也可引起移植肾的输尿管狭窄，进而导致移植肾积水；个别患者会发生出血性膀胱炎。BK病毒感染主要发生于肾移植术后一年内。

确诊BK病毒感染，主要利用PCR的方法检测患者尿液中BK病毒的含量，也可以在显微镜下观察尿液中是否存在decoy细胞。当然，存在BK病毒和decoy细胞并不一定意味着发生了BK病毒肾病。因为在正常人的尿液中，有时也可以检测到BK病毒和decoy细胞。因此，还需要进一步检测血浆中BK病毒的复制情况。如果血浆和尿液中都存在BK病毒的复制，诊断意义就很强了。

移植肾的穿刺活检是诊断BK病毒肾病"金标准"。若在显微镜下看到肾脏内有典型的病毒包涵体形成，以及移植肾肾炎、间质组织纤维化等病理变化，并通过免疫组化染色，看到SV40染色阳性，即可确诊BK病毒肾病。

发生BK病毒感染，说明患者的免疫系统对病毒的抵抗力显著下降。此时的首要任务是提高患者的免疫力，主要方法是减少免疫抑制剂的使用，尤其是他克莫司、骁悉、米芙等药物，这是减少BK病毒复制的最主要方法。

有文献报道，使用来氟米特、抗病毒药物西多福韦，以及静脉注射免疫球蛋白等具有一定疗效，但目前尚未被确认。近来的研究发现，调脂药物普伐他丁、铁螯合剂地拉罗司和糖皮质激素等药物在体外细胞学实验中被证实具有抑制BK病毒破坏肾小管上皮细胞的作用，但其在体内是否也具有抗病毒作用，还需要进一步的研究证实。

由于BK病毒感染"悄无声息"，没有典型的临床症状，故患者应重视针对BK病毒感染的相关检测，如尿液和血液中BK病毒的检测。

一般而言，在肾移植术后第一年，患者宜每 3 个月复查一次，此后每半年复查一次。一旦发现 BK 病毒有"复活"迹象，患者应在肾移植专科医生指导下调整免疫抑制剂的用量，避免感染继续进展，保护来之不易的移植肾。

扫码看视频
肾移植术后 BK
病毒感染

（文：许瀚仁）

3. 警惕肾移植术后巨细胞病毒感染

（1）认识巨细胞病毒（CMV）

巨细胞病毒（CMV），也称人疱疹病毒 5 型（HHV-5），是一种常见的人类疱疹病毒，也是器官移植后病毒感染的主要病原体之一。CMV 的主要传播途径是各种形式的亲密接触（如体液传播等），也可以经过母婴垂直传播。在肾移植后的第一年，是最易发生 CMV 感染的时间段。肾移植后 1～6 个月内，很多原因不明的发热是由 CMV 感染引起的。约 60% 的 CMV 感染为无症状感染，但是这些"潜伏"的 CMV 可能会造成各种间接损害，对肾移植患者健康的影响可能更大。

（2）肾移植患者容易发生 CMV 感染

由于长期服用免疫抑制剂，肾移植患者的免疫力降低，是发生 CMV 感染的高危人群。CMV 感染后，即使疾病易被治愈，体内的 CMV 也不一定能被完全清除，它们有可能进入身体某些部位的细胞中并开始休眠，或者被药物抑制而"潜伏"了起来。当机体免疫力低下时，潜伏在体内的 CMV 可被再次激活而致病。

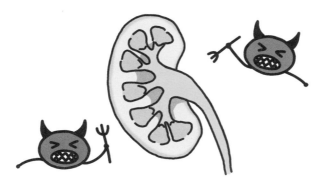

（3）CMV 感染的临床表现

CMV 感染包括无临床症状的抗原血症和 CMV 病。肾移植患者感染 CMV 后，可以直接引起感染症候群和组织侵袭病，如肺炎、肠炎、肾炎、肝炎等，也可以间接引起移植物损伤，如急慢性排斥反应、肿瘤、移植后新发糖尿病、淋巴增殖紊乱性疾病等。CMV 常与其他病原体一起导致二重感染或多重感染，病情凶险，死亡率高，严重影响肾移植受者的生存率。有研究报道显示，CMV 感染是增加移植肾急性排斥反应的独立危险因素。

（4）CMV 感染的实验室检查

CMV 感染的处理，关键在于早诊断、早治疗，一旦发展为 CMV 病，治疗极为困难，患者病死率显著增加。目前针对 CMV 的实验室检查主要包括 CMV 反应性抗体、编码蛋白、基因片段、病毒颗粒等多种检测手段。由于各种检测手段的特异性、敏感性和早期诊断价值存在较大差异，故通常要联合多种检测方法。

（5）肾移植术后 CMV 感染的防治

预防肾移植受者 CMV 感染的措施主要有 3 种：传播预防、免疫预防和药物预防。传播预防是指，未感染 CMV 的受者接受未被感染的供肾。由于肾源短缺且人群中 CMV 感染率较高，故要实现传播预防较为困难。免疫预防主要是接种 CMV 疫苗或增强 CMV 特异性细胞免疫功能（$CD8^+$ 细胞毒性 T 淋巴细胞），但目前均处于研究阶段。药物预防是目前预防肾移植术后 CMV 感染的重点，包括两种策略：一是普遍性预防，即在肾移植后的最初几个月内，无论是否存在 CMV 感染风险，所有受者都预防性应用抗病毒药物；二是选择性预防，即针对高危患者，主要包括供体阳性且受者阴性者、外周血 $CD4^+$ T 淋巴细胞计数与 $CD4^+/CD8^+$ T 淋巴细胞比值降低者。目前常用的预防 CMV 感染的药物有阿昔洛韦、缬阿昔洛韦、更昔洛韦和缬更昔洛韦等。

肾移植术后发生 CMV 感染的患者，需要及时进行抗 CMV 治疗，主要方法包括减少免疫抑制剂剂量和使用抗 CMV 药物。发生 CMV 肺炎者，在抗 CMV 治疗的同时，可能还需要应用强效抗细菌、真菌和原虫的药物，以及补充免疫球蛋白、维生素、微量元素等支持治疗。

需要提醒的是，尽管现有的治疗方案对肾移植术后CMV感染有显著效果，但治疗较复杂且疗程较长，且已出现耐药现象，故做好预防措施，避免发生CMV感染是最好的选择。

扫码看视频
肾移植术后
CMV 感染

（文：李龙）

4. 肾移植术后贫血，警惕 B19 病毒感染

随着移植肾功能的逐步恢复，尿毒症期间存在的贫血问题大多会逐渐好转。若贫血好转后再次出现贫血，在排除了导致贫血的常见原因后，需要警惕在普通患者中不常见，但在肾移植患者中不少见的一个原因——B19 病毒感染。

（1）什么是 B19 病毒？

B19 病毒的全称是人细小病毒 B19，也叫微小病毒，属于细小病毒科细小病毒属。B19 病毒于 1975 年被首次发现，是对献血者的血液样本进行乙肝病毒筛查时，在 B 组 19 号样本（即"B19"命名的由来）的免疫电泳试验出现假阳性结果时发现的。

B19 病毒在人群中的感染率较高。在免疫力正常人群中，感染 B19 病毒后通常不需要治疗。而在免疫抑制人群中，感染 B19 病毒后需要及时接受治疗，因为病情严重者可能有生命危险。

（2）B19 病毒感染后有什么表现？

免疫力正常的人感染 B19 病毒后，通常无临床症状或仅有轻微的非特异性症状，如皮疹、发热、流涕、头痛、恶心、腹泻、急性关节炎或关节痛等。

肾移植患者处于免疫抑制状态，感染 B19 病毒后，机体不能产生有效的免疫应答来清除病毒，可能发生 B19 病毒的慢性感染或感染的再激活。由于 B19 病毒会破坏红细胞的前体细胞，B19 感染后会导致红细胞的前体细胞增生低下或再生障碍，进而导致重度急性或慢性

贫血，严重者可能致命。一项回顾性研究报道显示，在感染 B19 病毒的器官移植患者中，贫血、白细胞减少和血小板减少的发生率分别为99%、38% 和 21%，此外还可出现肝炎、心肌炎和肺炎等。因此，肾移植患者短期内出现进行性贫血，尤其是血红蛋白降至 60 克 / 升以下时，应高度怀疑是否发生了 B19 病毒感染。

（3）如何诊断 B19 病毒感染？

① B19 病毒核酸检测：采用实时定量 PCR 方法检测外周血中 B19 病毒的 DNA 复制情况，敏感性明显高于基于 B19 病毒抗原的检测；

② B19 病毒抗原检测：利用免疫组化技术检测机体组织中的 B19 病毒抗原，如胎儿和胎盘组织，但敏感性不如 B19 病毒核酸检测，且对肾移植患者不适用；

③ B19 病毒特异性抗体检测：利用免疫组化技术检测机体组织中的 B19 病毒抗体。

这些检测的性能在敏感性（70%～100%）和特异性（76%～100%）方面存在较大差异。

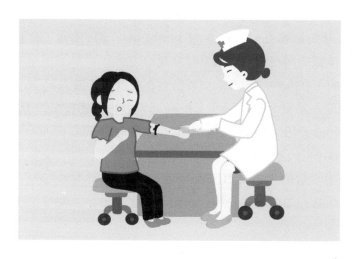

（4）如何治疗 B19 病毒感染？

对肾移植术后 B19 病毒感染，目前尚无特效的治疗措施。临床常用的措施主要包括：调整免疫抑制方案及适当减弱免疫抑制强度、输注红细胞对症支持治疗、静脉输注免疫球蛋白等。经过及时治疗后，大多数患者的血红蛋白水平在短期内可有较大幅度升高，贫血情况可得到明显改善。值得一提的是，在B19病毒感染得到控制后，由于体内还有B19病毒潜伏，故患者仍然需要定期监测B19病毒的复制情况，若有病毒复制，需要及时治疗。

扫码看视频

肾移植术后
B19病毒感染

（文：王继纳）

5. 肾移植术后，小心水痘-带状疱疹病毒感染

在既往长期的血透或腹透过程中，肾内科医生经常会提醒尿毒症患者要小心带状疱疹。带状疱疹是由水痘-带状疱疹病毒（VZV）感染引起的病毒性皮肤病。该病毒首次感染人体后，可引发水痘；其后可长期潜伏于脊神经后根神经节的神经元内，当人体免疫力低下时，VZV可被激活，从而再次引发感染，主要表现为皮肤表面的簇集性红斑、水疱，沿某一侧神经分布，并有典型的神经痛，即带状疱疹，民间将其称为"蛇串疮"或"缠腰龙"。

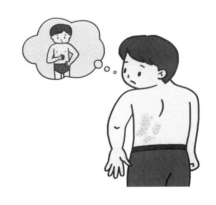

肾移植患者比正常人更易发生VZV感染，主要与患者长期应用免疫抑制剂导致机体抵抗力下降，体内潜伏的病毒被激活或感染新的病毒毒株有关。VZV感染是肾移植术后常见的感染并发症之一，发病率尚无确切的统计数据，国内单中心报道肾移植术后带状疱疹的发病率为5.1%，略低于国外文献的报道。部分患者前期症状不明显，若不加以重视，严重者可导致肺部感染，影响肾功能，造成血肌酐升高，甚至诱发排斥反应、移植肾功能丢失等严重后果。部分患者可遗留带状疱疹后神经痛，严重影响生活质量。

研究发现，年龄（≥55岁）和激素冲击治疗是肾移植术后发生带

状疱疹感染的独立危险因素。国内一项 29 例患者的回顾性分析显示，24 例（82.76%）在出现疱疹前感觉病变部位有不同程度的针刺样或烧灼样疼痛，3 例于出现疱疹前自觉局部有不适或麻木感，2 例在疼痛同时出现疱疹；7 例（24.14%）在出现疱疹前有轻度发热（体温＜ 38℃），4 例合并局部细菌性感染（体温达 39℃），其余患者无发热；26 例皮疹分布于一侧躯体，其中胸肋部 20 例、上肢及肩颈部 2 例、腰腹部 3 例、臀部与下肢 1 例；3 例皮疹累及双侧躯体，其中 1 例累及双侧臀部及下肢，1 例累及头面部，1 例双下肢有散在水疱。上述研究提示，带状疱疹的前期症状不明显，出疹位置可遍布全身。

肾移植术后患者若出现皮疹及皮肤刺痛等症状，应及时去医院就诊。确诊为带状疱疹后，应及时接受抗病毒治疗，同时在肾移植专科医生的指导下调整免疫抑制剂的用量。目前，我国已有带状疱疹病毒疫苗可供接种，有计划进行肾移植的病友可以在肾移植前接种疫苗，以预防感染。需要提醒的是，关于接种疫苗的时间和能否接种等事宜，患者应详细咨询肾移植、疫苗接种等相关学科医生，千万不要想当然。

（文：张平宝）

6. 肾移植患者感染新冠病毒后的特征

肾移植患者长期服用免疫抑制剂，机体处于免疫力低下状态，对病毒等多种病原体易感。肾移植患者感染新冠病毒后，有哪些特殊的临床表现、严重程度如何？治疗措施与普通人群有什么区别？综合文献报道，我们总结了肾移植患者感染新冠病毒后的特征。

（1）临床表现及诊断

肾移植患者感染新冠病毒后的临床表现以发热、咳嗽等呼吸道症状为主，实验室检查及胸部 CT 等检查与普通人群无明显区别。由于肾移植患者长期服用免疫抑制剂，淋巴细胞计数较正常人群低，在诊断新冠病毒感染方面没有特异性。

（2）治疗措施

除调整免疫抑制方案外，治疗措施与普通人群无显著差异。免疫抑制方案的调整，主要是免疫抑制剂的撤除或减量，通常是撤除骁悉、米芙等抗代谢类药物，减量或撤除他克莫司、环孢素等 CNI 类药物，同时静脉输入小剂量甲基强的松龙，以维持免疫抑制状态。

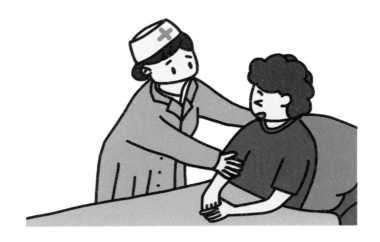

（3）预后

根据不同中心的报道，肾移植患者感染新冠病毒后的病死率差异较大（0～27.8%）。影响病死率的因素很多，如病情严重程度（轻症患者预后好，重症及危重症患者预后差）、不同中心的治疗策略（侧重"保肾"还是"保命"）、不同地区病毒株的毒力不同，等等。

由于自身免疫力较弱，肾移植患者在新冠肺炎疫情期间尤其要注意加强个人防护，出门戴口罩，避免到人多的地方；如果出现发热、干咳等呼吸道症状，应及时就诊，并咨询肾移植专科医师，切忌讳疾忌医，错过最佳治疗时机。

（文：王继纳）

7. 积极防治肾移植术后尿路感染

尿路感染是肾移植术后常见的并发症之一。对服用免疫抑制剂的肾移植患者而言，遇到感染问题时，需要格外提高警惕。因为在免疫抑制状态下，机体免疫功能降低，更难清除病原体，更难康复。

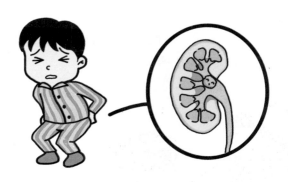

多数情况下，尿路感染被认为是"小事"，后果并不严重。但严重的尿路感染会延长肾移植患者的住院时间，影响免疫抑制剂的正常使用。尿路感染导致的尿频、尿急、尿痛等症状也实在让人苦恼。

此外，若尿路感染进展、扩散，可导致移植肾的肾盂肾炎。部分研究认为，肾移植后严重的尿路感染可影响移植肾功能。

肾移植后尿路感染的问题并不少见。多项临床研究表明，女性、老年、糖尿病、泌尿系统梗阻（如结石）、输尿管内双 J 管留置时间延长等，都是导致尿路感染的危险因素。那么，怎么做才能降低尿路感染的发生风险呢？

（1）控制血糖

糖尿病患者之所以容易发生尿路感染，就是因为其尿液中含有较高的糖分，为细菌繁殖提供了良好条件。因此，将血糖控制在正常水平，对预防尿路感染有帮助。

（2）及时取出尿路内留置物

尿路中留置的各种导管为细菌繁殖提供了定植场所。肾移植患者术后应及时去医院随访，请医生取出泌尿系统内留置的导管这件事，千万不能忘。

（3）足量饮水

尿液的冲刷作用不利于细菌的定居和生长，有助于预防尿路感染。足量饮水除有助于改善移植肾功能外，对预防尿路感染也有益处。

（4）保持私处清洁

女性泌尿系统的结构与男性不同，尿道较短且距离肛门较近，故女性尿路感染的发生率高于男性。女性肾移植患者应注意个人卫生，保持私处清洁，以预防尿路感染。

（5）及时就诊

尿常规检查可以帮助发现"无症状菌尿"，有助于在感染早期有效控制病情，避免尿路感染进展。

此外，良好的生活习惯也有助于避免尿路感染。蔬菜、水果富含多种维生素，有利于控制炎症，促进尿路上皮修复；适当锻炼和休息有助于提高机体免疫力；感染期间避免房事，可防止尿路感染加重。

尿路感染不可小觑，患者须多加关注。

（文：曹懿睿）

8. 警惕肾移植术后弓形虫感染

弓形虫感染是由刚地弓形虫引起的人畜共患病，终宿主为猫科动物，主要侵犯其眼、脑、心脏、肝脏和淋巴结等器官和组织。人常因食入被弓形虫卵囊污染的水和食物，或接触感染动物的粪便而被感染。另外，猫的唾液中也含有弓形虫，可通过逗玩、舔舐等亲密接触经破损的皮肤进入人体。

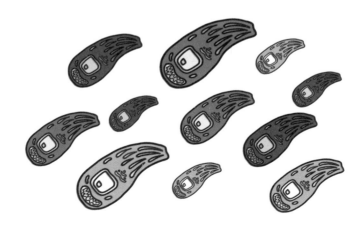

一般地说，弓形虫感染在正常人群中为机会性感染。肾移植患者因长期服用免疫抑制剂，免疫力低下，发生弓形虫感染的风险大大增加。各类器官移植术后患者均可发生弓形虫感染，心脏或心肺移植患者的感染率最高，肾移植次之。器官移植术后弓形虫感染的临床表现，根据患

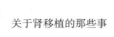

者免疫功能受损程度不同，分为局限性感染和全身性感染。

局限性感染以淋巴结炎最为多见，最常累及颈部或腋窝淋巴结，也可累及腹膜后或肠系膜淋巴结，表现为淋巴结肿大、质韧、大小不一、无压痛和脓肿。

全身感染表现为发热、斑丘疹，累及肌肉时可有肌痛，累及神经系统时可有头痛、呕吐、谵妄等。术后 1～2 个月出现脑炎、脑膜脑炎、癫痫和精神异常的患者，应警惕中枢神经系统弓形虫感染可能。

本病临床表现复杂，诊断困难，确诊有赖于实验室检查。肾移植术后免疫抑制剂对体液免疫的影响可导致血清学的阳性率下降，PCR 法是简单易行、相对敏感的检测手段。既往也有从患者血液、脑脊液、肺泡灌洗液及心肺组织中分离出弓形虫的报道。

在治疗方面，目前公认有效的抗弓形虫药物是乙胺嘧啶和磺胺嘧啶，螺旋霉素为二线药物。对眼或脑的弓形虫感染，可应用肾上腺皮质激素，以防治脑水肿。

预防弓形虫感染的主要措施是控制传染源和切断传播途径。肾移植患者家中最好不要养猫、狗等宠物，不吃未煮熟的肉类、蛋类等食物。家中饲养宠物的患者，应定期带宠物进行体检、注射疫苗等，平时应减少与宠物的密切接触，尤其要防止被其舔舐，同时要管理好猫狗的粪便，勿使其污染食物和水。

（文：张潮）

9. 警惕肾移植后肺结核"偷袭"

结核病是高病死率的传染性疾病之一，全球每年有 890 万例新发结核病例，170 万人因结核病而死亡。近年来，结核病的发病率呈上升趋势，且存在明显的地域差异。据统计，我国结核病的发病率为 58/10 万，欧美国家结核病的发病率为 3.4～15/10 万，显著低于我国。在肾移植患者的调查中，我国肾移植患者结核病的发病率为 0.94%～4.1%，欧美国家为 0.35%～4%，大致相当。对比两组数据后，我们认为，我国在肾移植患者结核病的诊断方面可能存在遗漏。

造成肾移植术后结核病诊断困难的原因包括：

① 结核病的临床表现不典型：以发热、咳嗽、咯痰症状较为常见，与普通病原体感染的症状无明显差异；

② 多数患者的影像学表现缺乏典型性、特异性；

③ 由于肾移植患者处于免疫抑制状态，且中国人群常规接种卡介苗，故结核菌素试验（PPD 试验）多呈阴性，此项检查的诊断价值较低；

④ 混合感染多见，可能与患者的免疫抑制状态及结核病未能被早期诊断有关。

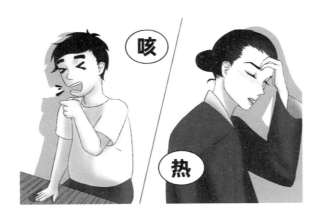

肾移植患者一旦确诊患有结核病，应尽早接受规范治疗，主要措施包括免疫抑制剂的调整及抗结核药的规范使用。

肾移植患者发生结核杆菌感染，提示患者处于免疫过度抑制状态，需适当减少免疫抑制剂的用量。由于抗结核药物（特别是利福平）可加速经细胞色素 P450 酶代谢的 CNI 类药物［环孢霉素 A（CsA）及 FK506（他克莫司）］的代谢，从而明显降低此类药物的浓度，可能诱发移植肾急性排斥反应，故可在适当减少其他免疫抑制剂用量的同时，增加 CNI 药物的用量，在有经验的肾移植专科医生指导下，依据血药浓度和药物总剂量综合调整 CNI 类药物的剂量。同时，还要警惕抗结核药物和 CNI 类药物的肝肾毒性，避免导致明显的肝肾功能损害。抗结核药物的使用应遵循联合、早期、规范、足量、足疗程的原则。首选一线药物为异烟肼、利福平、吡嗪酰胺、乙胺丁醇，服药时间应与免疫抑制剂间隔 4～5 小时，以避开 CNI 类药物的吸收高峰，最大限度减少抗结核药对 CNI 药物浓度的影响。

纤维支气管镜肺泡灌洗、刷检、活检或胸腔镜活检等有创性检查是提高肾移植术后结核病诊断率的有效方法。近年来，γ-干扰素释放试验（IGRAs）检测方案（包括 T-SPOT 及 QFT-GIT）等新项目也被用于肾移植术后结核隐性感染的筛查。相比传统试验，这些检测方法具有更高的特异性及灵敏度，疑似结核杆菌感染的肾移植患者应尽早进行相关检测。肾移植术后肺内、肺外结核病的发生率有升高趋势，感染表现缺乏特异性。肺结核的诊断需结合影像学特点及病原学资料，必要时可行诊断性治疗；肺外结核的诊断应注重病原体的检出。治疗须坚持联合、足量、足疗程的原则，选择适宜的服药时间，同时适当调整免疫抑制剂的用量，以获得理想的疗效。

（文：戚贵生）

10. 不可不防：肾移植术后肺孢子菌肺炎

耶氏肺孢子菌肺炎，也称肺孢子菌肺炎，这个略显拗口的名字对大多数人而言是比较陌生的。很长时间里，耶氏肺孢子菌被称为卡氏肺孢子虫，虽然名字里带一个"虫"字，但它既不是昆虫，也不是寄生虫，而是存在于大多数人肺内的一种真菌。在免疫力正常的人群中，机体的免疫力"震慑"着这些微生物，使它们不敢"造次"。但在肾移植患者中，情况就不一样了，因为他们需要服用免疫抑制药物来预防排斥反应，这就给了平时隐藏在肺内的肺孢子菌"可乘之机"，一旦它们"肆虐"起来，便会引起肺孢子菌肺炎。

这种在免疫力正常人群中少有发生，常见于免疫抑制人群的感染，被称为"机会性感染"。肺孢子菌肺炎多发生于肾移植术后 6 个月内，因为在这个时间段，患者服用免疫抑制剂的剂量比较大，抵抗力低下，可呈急性或亚急性起病，进展极快，极为凶险。

三类患者发生肺孢子菌肺炎的风险相对较高：一是因为存在排斥反应

等而增加免疫抑制剂用量的患者；二是存在慢性巨细胞病毒（CMV）感染的患者，三是因为化疗或药物毒性，而导致免疫力进一步下降的患者。

　　肺孢子菌肺炎主要表现为发热、咳嗽、胸闷，以及很快出现的呼吸困难和低氧血症。在病变早期，患者的 X 线胸片或 CT 表现可能因为机体免疫及炎症反应受到抑制而显得较轻或不典型，此时若没有及时发现并进行有效治疗，后果可能极其严重。

　　诊断肺孢子菌肺炎，除血液学和影像学检查外，更重要的是要通过微生物学方法在肺内检测到肺孢子菌。多数情况下，单纯的痰涂片染色可能无法检测到肺孢子菌，往往需要进行支气管镜肺泡灌洗，甚至取一小块组织进行病理学检查，以明确诊断。

　　治疗肺孢子菌肺炎主要依靠磺胺类抗生素，如复方新诺明等，并辅以支持治疗。由于肺孢子菌对呼吸功能损害极大，必要时需要进行气管插管和呼吸机辅助通气治疗。

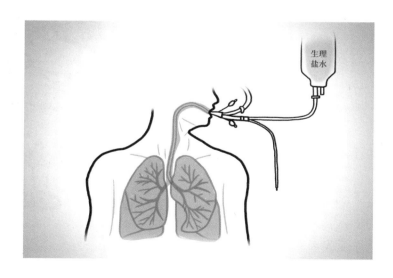

　　既然肺孢子菌肺炎这么严重，有没有办法预防呢？答案是肯定的。肾移植术后，医生通常会嘱咐患者服用磺胺类抗生素，以预防肺孢子菌肺炎。这是一种经济实惠的抗生素，规范用药可大大降低肺孢子菌肺炎的发生风险，也能在一定程度上降低医疗负担，乃至患者因感染死亡的风险。

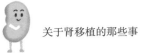

对肺孢子菌肺炎，防重于治，与其等到发生后再去挽救，不如事先规律服用预防性药物，避免其发生。

（文：戚若晨）

11. 预防肾移植术后感染的小贴士

为预防移植肾的排斥反应，肾移植患者需要服用免疫抑制剂。这些药物在起到防治排斥反应作用的同时，也会导致患者对细菌、病毒、真菌等病原体的抵抗力大幅降低。

与正常人群相比，肾移植患者发生感染的机会明显增加，且一旦发生感染，后果通常非常严重，甚至可能导致死亡，故肾移植后一定要注意避免发生感染，尤其是术后半年内。

下列生活小贴士，可以帮助预防感染：

① 勤洗手，不要忽视洗手的重要性，这是预防感染最简单、最佳的途径；

② 远离罹患感冒、腮腺炎、麻疹、水痘、甲型肝炎等经呼吸道、直接接触、粪口等途径传播的传染病患者；

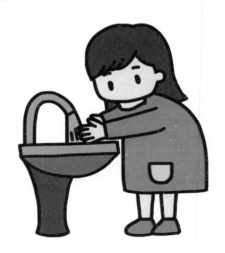

③ 不要使用他人用过的杯子或餐具；

④ 户外不要赤足，做园艺工作、钓鱼时，要戴上手套；

⑤ 尽量少去人多且不通风的地方；

⑥ 如有皮肤破损，请保持局部清洁，并密切观察；

⑦ 进行口腔治疗前，如拔牙等，应提前服用抗生素，并告知医生您是肾移植患者；

⑧ 如有发热，要及时就诊。

（文：朱冬）

12. 移植术后感染，噬菌体治疗"显身手"

噬菌体是专门"吃"细菌的病毒，是细菌的克星，在自然界中广泛存在。对公众而言，噬菌体是一个既陌生又熟悉的名词。可能有些读者还记得高中生物课本中，科学家赫尔希和蔡斯利用同位素标记噬菌体，以证明 DNA 是遗传物质的经典实验。2018 年诺贝尔化学奖的一半奖金也被用于表彰 Smith 和 Winter 在噬菌体展示技术领域的贡献。

自弗莱明发现青霉素以来，抗生素应用已走过了 90 余年的辉煌历史。但是，医疗、养殖、栽培及食品加工等行业对抗生素的滥用，也导致多重耐药甚至全耐药的超级细菌不断涌出。因此，作为比抗生素治疗起源还早的疗法，噬菌体治疗又重新得到了人们的关注。实际上，在格鲁吉亚、俄罗斯和波兰等国，由于冷战时期抗生素短缺等原因，噬菌体治疗一直沿用至今，已有近百年的历史。

器官移植术后感染是一大临床难题，特别是发生超级细菌感染的患者，往往病情进展迅速、症状严重，可用抗生素有限，治疗十分被动。近年来，科学家们开始尝试利用噬菌体制剂治疗移植术后超级细菌感染。向大家介绍两个噬菌体治疗的成功案例。

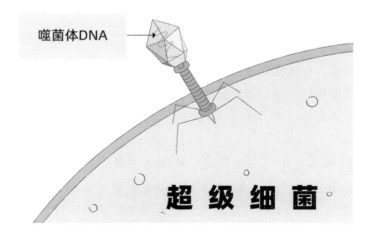

噬菌体DNA

超级细菌

2017 年，美国姑娘马洛里·史密斯（Mallory Smith）的离世对关注噬菌体治疗的人们来说是一个悲痛的消息。Mallory 从小患有洋葱伯克霍尔德菌感染导致的肺纤维化，25 岁时因病情恶化，令她和家人面临两难抉择：要么选择尚处于临床试验阶段的噬菌体治疗，要么选择肺移植。虽然已有细菌感染且已经扩散到胸腔，匹兹堡大学医学中心还是接受了 Mallory，并于当年 9 月进行了肺移植手术。但是，Mallory 在肺移植术后很快出现感染复发，无抗生素可用，且情况十分危急。为此，Mallory 一家不得不重新求助于噬菌体治疗。

在治疗团队的努力下，Mallory 的噬菌体治疗方案获得了美国食品药品监督局的紧急批准，为 Mallory 寻找噬菌体的消息也通过社交媒体传播到世界各地。然而，伦理审批和筛选制备噬菌体的过程耽误了最佳治疗时机，虽然 Mallory 在噬菌体治疗 48 小时后苏醒过来，但仍于次日因病重离世。

噬菌体治疗虽然未能及时挽救 Mallory 的生命，但另两位青年萨赫（Sacher）和 Zheng 得益于因 Mallory 而创建的噬菌体目录网站（https://phage.directory）已汇聚了世界各地噬菌体研究者登记的噬菌体毒株信息，在关键时刻大大缩短了寻找噬菌体的时间，避免了悲剧的重演。

2018 年，在第 38 届国际心肺移植协会年会上，美国加州大学圣地亚哥分校噬菌体应用与治疗创新中心的阿斯拉姆（Aslam）等人报道了另一例肺移植患者进行噬菌体治疗的案例。该患者术后感染了泛耐药铜绿假单胞菌，在接受静脉注射和雾化吸入噬菌体鸡尾酒制剂治疗后，出现了耐噬菌体的菌株，但新菌株对抗生素的耐药性减弱，最终被噬菌体联合抗生素成功治愈。这一成功案例展现了噬菌体治疗在细菌感染领域的光明前景。

2017 年 8 月朱同玉、郭晓奎和陈立光教授共同创立了上海噬菌体与耐药研究所，并于 2018 年初启动了噬菌体治疗超级细菌的临床试验，同年 8 月 14 日，首例入组患者通过噬菌体治疗痊愈出院，摆脱了困扰其多年的超级肺炎克雷伯菌尿路感染，这是国内首例获得伦理审批的噬菌体治疗案例。2018 年 5 月，研究所与上海市器官移植重点实验室联合申请的噬菌体治疗临床试验也通过了复旦大学附属中山医院伦理委员会的审批，为抗生素治疗无效的肾移植患者提供了一个新的治疗选择。

目前，噬菌体治疗依然处于临床试验阶段。噬菌体制剂的有效性和安全性、细菌抗噬菌体突变、噬菌体筛选制备的时效性等制约因素，依然有待进一步突破。相信在不久的将来，噬菌体治疗必将在器官移植术后感染等超级细菌防治领域大显身手。

（文：吴楠楠）

三、肿瘤

1. 警惕肾移植术后恶性肿瘤的发生

由于实体器官移植患者术后需要长期服用免疫抑制剂，造成机体处于长期的免疫力低下状态，增加了这些患者罹患恶性肿瘤的风险。美国一项研究纳入了 1987—2008 年接受器官移植的 175 732 名患者（肾移植、肝移植、心脏移植、肺移植占比分别为 58.4%、21.6%、10%、4% 左右），并回顾性分析了这些患者术后恶性肿瘤的发生情况。结果发现，10 656 名患者被确诊患有恶性肿瘤；与普通人群相比，器官移植术后患者恶性肿瘤的发生率明显增加。

同时，该研究根据不同部位肿瘤发生率的高低，分为以下几类：

① 发生率明显增加（增加 5 倍以上）的部位（肿瘤）：卡波西肉瘤、皮肤、非霍奇金淋巴瘤、肝脏、肛门、外阴、嘴唇；

② 发生率中度增加的部位（肿瘤）：肺、肾、结直肠、胰腺、霍奇金淋巴瘤、黑色素瘤；

③ 发生率轻度增加的部位（肿瘤）：胃、口腔、喉、咽、阴茎、甲状腺、膀胱、食管、唾液腺、软组织肉瘤、小肠、睾丸、胆道、急性髓系白血病、浆细胞恶性肿瘤、慢性髓系白血病；

④ 发生率有所降低的部位（肿瘤）：乳腺、前列腺。

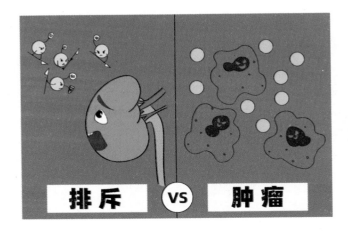

此外，接受不同类型器官移植的患者，其肿瘤发生率及发生部位也有差别。例如：非霍奇金淋巴瘤在肺移植患者中的发生率较肾移植、肝移植、心脏移植患者增加2倍以上；肺癌的发生率在肺移植患者中增加3倍以上；肝癌的发生率在肝移植患者中明显增加；肾癌的发生率在肾移植患者中明显增加。

肾移植术后发生的肿瘤，恶性程度往往较高，预后较差，治疗尤为困难。发生肿瘤后，患者常需要停用或减少免疫抑制剂用量，以防肿瘤进展，但急性排斥反应的发生风险也会相应增加。事实上，对于肾移植术后罹患肿瘤的患者而言，死因可能并非肿瘤本身，而是因为减少或停用免疫抑制剂导致急性排斥反应，进而引发移植肾功能衰竭而致死。

在接受以根治性切除为主的综合治疗后，一般可认为患者进入临床无瘤期，仍可继续使用免疫抑制剂，以减少移植肾急性排斥反应的发生，延长患者的生存时间。早期发现、及时诊断是获得根治性手术机会的保证。

肾移植术后，患者应进行密切随访，完善B超、CT等影像学检查及各项特殊检查。肝炎患者除密切观察各项肝功能指标变化外，还需要进行腹部B超、CT等检查，以及甲胎蛋白水平检测，以便做到早诊断、早治疗，从而获得更好的疗效。

新型免疫抑制剂雷帕霉素（西罗莫司）不仅可以减少肾移植术后急性排斥反应的发生，在体外实验中也显示了其对肿瘤的有效治疗作用。将兼具抗肿瘤和抗排斥双重特性的雷帕霉素应用于肾移植术后发生恶性肿瘤的患者，已取得良好效果，但仍需大规模随机对照研究的验证。

扫码看视频
肾移植术后
恶性肿瘤

（文：王继纳）

2. 肾移植相关尿路上皮癌

尿路上皮是指泌尿系统的上皮组织，包括肾集合管、肾盏、肾盂、输尿管、膀胱和尿道的黏膜表层，它们具有相同的胚胎起源，统称为"尿路上皮"。来源于尿路上皮的恶性肿瘤，称为尿路上皮癌，是肾移植术后常见的肿瘤之一。

肾移植患者尿路上皮癌的发病率较普通人群明显上升，在亚洲人群中，这种差异更为明显。一项临床研究表明，尿毒症透析患者膀胱癌标化发病率（SIR）为 2.51，而肾移植患者膀胱癌标化发病率为 3.15。另有研究表明，肾移植患者膀胱癌标化发病率为 1.6～3.3，而其在亚洲肾移植人群中的标化发病率高达 14.74。

复旦大学附属中山医院肾移植中心的临床随访数据显示，肾移植术后最常见的恶性肿瘤是尿路上皮癌（包括肾盂癌、输尿管癌及膀胱癌）。近年在该中心接受手术治疗的尿路上皮癌患者已近 20 例，其中以肾盂癌和输尿管癌为多，且均发生于原来的患肾及输尿管，无一例发生在移植肾及移植肾的输尿管。这些尿路上皮癌恶性程度较高，预后较差。

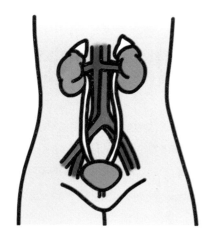

肾移植患者发生尿路上皮癌的危险因素包括病毒（如 BKV、HPV）感

染、吸烟等。动物实验已证实 BK 病毒感染与膀胱癌直接相关，但在人体中，BK 病毒感染作为膀胱癌病因的直接证据还有待进一步研究。

手术是尿路上皮癌的主要治疗方式。手术方式的选择要根据尿路上皮癌的位置及分期决定。浅表膀胱癌宜选择经尿道膀胱肿瘤电切术（TURBT），术后辅以膀胱灌注化疗。肌层浸润性膀胱癌宜选择膀胱部分切除术或全膀胱切除术。移植肾的肾盂或输尿管癌宜行移植肾的肾输尿管切除术。原肾的肾盂癌或输尿管癌宜行原肾的肾输尿管切除术。

合并尿路上皮癌的肾移植患者可考虑降低免疫抑制强度及更换免疫抑制剂。针对这一人群，目前尚无统一标准的免疫抑制方案。mTOR 抑制剂（雷帕霉素等）因兼具免疫抑制及抗肿瘤的双重作用而常被推荐使用。

肾移植患者的尿路上皮癌相较于普通人群分期更晚，从确诊起的平均生存期约为 4.5 年。因此，在肾移植常规随访时，若尿常规检查提示红细胞计数异常，应引起重视。

肾移植术后患者除了要关注移植肾排斥反应及肾功能外，也不能忘了定期体检，尤其不要忽略了还存在于体内、可能已经萎缩的病肾，因为它们发生恶性肿瘤的风险更高，更要引起重视。肾移植患者应每年进行一次泌尿系统彩超检查，检查部位包括移植肾＋输尿管、原肾＋输尿管和膀胱。

（文：贾亦臣）

3. 肾移植相关肾癌

恶性肿瘤是肾移植患者的主要死亡原因之一，肾移植患者的肾癌发病率为普通人群的 5～7 倍。接受肾移植的尿毒症患者通常是不切除原肾的，这就意味着患者身上同时存在 3 个肾脏。肾移植患者约 90% 的肾癌发生于原肾，平均发病时间为肾移植术后 6 年。男性、高龄（＞60 岁）、长期透析史（＞3 年）均为肾移植后肾癌的危险因素。肾小球疾病、高血压、血管病变等原因所致的尿毒症，肾移植后肾癌的发病风险较高；糖尿病肾病或多囊肾导致的尿毒症，肾移植后肾癌的发病风险相对较低。

在等待肾移植的尿毒症患者中，约 5% 在移植前即罹患肾癌；多数肾移植术后一年内发现肾癌的患者，很可能在接受肾移植前，病肾已经发生了癌变。

罹患肾癌的尿毒症患者可以接受肾移植吗？器官移植界制订了相应标准。根据加拿大移植学会的指南：偶发无症状的小肾癌（直径＜5 厘米），肿瘤治疗后无需等待，即可接受肾移植；有症状（如血尿、腹痛等）的小肾癌患者，肿瘤治疗后至少观察 2 年，如无复发或转移，才可接受肾移植；大肾癌（直径≥5 厘米）或转移性肾癌患者，肿瘤治疗后需至少观察 5 年，如无复发或转移，才可接受肾移植。

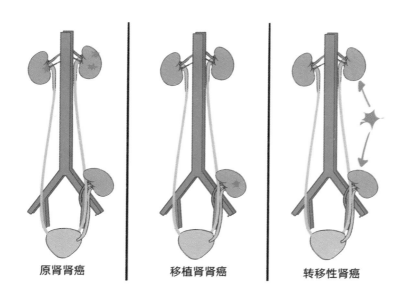

原肾肾癌　　　　移植肾肾癌　　　　转移性肾癌

供体发现肾癌，供肾是否还可以使用呢？一般地说，如果是活体供肾，可在供肾切取后，先在体外切除肿瘤，剩余的正常肾脏可作为供肾用于肾移植。尸体供肾时，若为小肾癌，可在体外行肾部分切除后继续使用；若为大肾癌，无法行肾部分切除的，只能弃用，但其对侧的正常肾脏仍可使用。或许很多患者会担心，使用这类供肾是否会导致肾癌复发和转移。实际上，现有的诸多临床研究均表明，相较于持续透析，接受小肾癌切除后的供肾肾移植，在患者的长期生存率、生存质量方面仍有明显优势。多项研究也表明，接受小肾癌切除后的供肾肾移植患者，肾癌的发生率与接受常规供肾肾移植的患者相比没有明显增加。因此，接受小肾癌切除后的供肾肾移植，无论是疗效还是安全性，都是十分可靠的。

早期发现、早期治疗是战胜恶性肿瘤的关键。那么，肾移植患者该如何早期发现肾癌呢？

肾移植术后，医生及患者往往将注意力聚焦于移植肾，从而忽略了原肾的状态。实际上，原肾才是肾移植术后肾癌高发的位置。结合肾移植患者尿路上皮癌的发病情况，肾移植患者应每年接受一次原肾＋输尿管＋膀胱的彩超检查，以期通过筛查早期发现泌尿系统的病变。

肾移植相关肾癌治疗方式的选择要依据肾癌的分期及位置。发生于原肾的肾癌，原则上采用根治性肾切除术；发生于移植肾的肾癌，若分期及位置允许，尽量行肾部分切除术；转移性肾癌，应选择包括靶向治疗、免疫治疗等综合治疗方式。肾移植患者发现肾癌后，免疫抑制剂应相应调整，包括减少剂量、更换药物类型等。其中，mTOR抑制剂（如雷帕霉素）因同时具有免疫抑制和抗肿瘤的双重作用，可优先考虑。

（文：贾亦臣）

4. 谈谈"肾移植术后宫颈癌筛查"

肾移植患者由于长期服用免疫抑制药物，机体免疫力低下，罹患肿瘤的概率高于普通人。以下谈谈女性肾移植患者关心的"宫颈癌筛查"问题。

宫颈癌是与高危型人乳头瘤病毒（HPV）感染密切相关一种妇科恶性肿瘤。高危型 HPV 感染是宫颈癌发病机制的中心环节，具有 HPV 持续感染证据的患者进展为宫颈癌的风险比筛查结果正常者要高。女性肾移植患者感染 HPV 后的病毒清除率降低，宫颈上皮非典型增生和宫颈癌的发生率增加。

宫颈癌筛查能检出宫颈癌前病变和早期宫颈癌，早期治疗可降低宫颈癌的发病率和死亡率。宫颈癌的筛查方法包括宫颈细胞学检查（如巴氏涂片检查等）和 HPV 检测。女性肾移植患者及等待肾移植的女性患者，从 21 岁开始，应每年行宫颈细胞学检查和 HPV 检测。

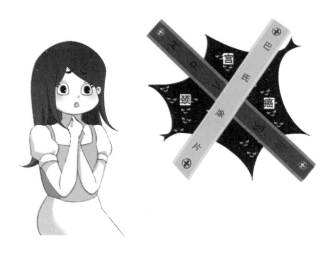

（文：朱冬）

 四、心血管疾病与代谢性疾病

1. 肾移植术后心血管疾病

心血管疾病是肾移植术后常见的并发症，也是影响肾移植患者长期存活率的重要因素。最新数据显示，肾移植患者心血管疾病的发生率低于等待肾移植的透析患者，但心血管疾病所致的移植肾功能丢失约占移植肾功能丢失总数的 30%，并直接导致高达 50%～60% 的死亡率。因此，肾移植术后的心血管疾病需要引起大家的高度重视。

肾移植术后心血管疾病主要包括冠心病和心肌病，前者主要表现为心绞痛、心肌梗死，后者主要表现为心力衰竭。肾移植患者发生这两种心血管疾病的概率高于正常人群。

为什么肾移植患者心血管疾病的发生率会升高？研究人员进行了大量临床研究分析，最终确定了心血管疾病相关的危险因素。根据其性质，可分为一般危险因素与肾移植特有危险因素。

一般危险因素包括 6 个方面：高龄、糖尿病、男性、吸烟、高血压、高胆固醇，以上各项均为引起心血管疾病的独立危险因素。

肾移植患者特有的危险因素包括：移植前透析的时间、移植后血肌酐下降缓慢、排斥反应、高同型半胱氨酸血症、高脂蛋白、高敏 C 反应蛋白、高 IL-6、蛋白尿、体力活动减少等。同时，多数肾移植患者在接受肾移植前存在不同程度的慢性肾病，这也是导致心血管疾病的危险因素。

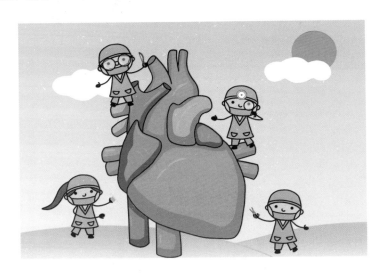

扫码看视频
肾移植患者的
心血管并发症

要预防肾移植术后心血管疾病，应做到以下 3 点：一是精确的风险评估，二是适当的药物干预，三是生活方式的改变。具体而言就是，需要患者与医生紧密配合，按时随访各项指标，遵医嘱服用各种药物，戒烟，适当运动等，尽可能减少或避免心血管疾病的发生。

（文：彭博）

2. 肾移植术后高血压

尿毒症患者在血透、腹透等肾脏替代治疗期间几乎均伴有肾性高血压。部分肾移植术后患者，虽然移植肾功能恢复良好、血肌酐也恢复正常，但仍存在高血压，这是什么原因？该如何治疗呢？

目前，患者的高血压多是以在医院测得的血压值来判定的，诊断标准为在未服用降压药物的情况下，收缩压 ≥ 140 毫米汞柱和（或）舒张压 ≥ 90 毫米汞柱。然而，很多因素会影响血压，不一定能真实反映患者的血压情况。研究证实，动态血压监测能够更好地反映真实的血压情况，各位肾友应在家定时、多次测量血压。

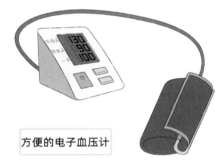

方便的电子血压计

肾移植术后高血压的原因如下：

（1）供者及受者本身的原因

供者年龄大、患有高血压，供肾质量差等，均会造成移植肾的肾小球内压力增加甚至肾小球肥大，导致术后高血压；受者移植前长期高血压导致的血管硬化，可促进术后高血压的进展；受者年龄较大、肥胖、患肾上腺肿瘤等，也会导致高血压；移植后继发性高血压的主要原因是移植肾动脉狭窄，与移植肾动脉吻合口狭窄、排斥反应、动脉粥样硬化等有关。

（2）移植肾排斥反应及肾病复发

急性排斥反应会刺激肾素－血管紧张素系统，引起肾素和缩血管物质的释放，导致高血压。慢性移植肾损伤（包括慢性排斥反应、移植肾间质纤维化/肾小管萎缩）引起高血压的机制类似于慢性肾功能衰竭合并的高血压，即肾性高血压。肾病在移植肾复发及移植肾新发肾病，尤其是局灶性肾小球硬化症，与高血压的发生密切相关，是导致肾移植术后高血压最多的复发型肾病。

（3）免疫抑制药物

免疫抑制剂在防治排斥反应的同时，也会引起血压升高，如糖皮质激素、环孢素 A、他克莫司等。糖皮质激素可引起水钠潴留，进而升高血压。环孢素 A 可引起肾脏血管，尤其是入球小动脉收缩，增加肾血管阻力，还可增加肾血管对钠的敏感性，激活交感神经，导致血压升高。他克莫司引起的高血压与使用剂量有正相关性，但具体机制尚不明确。

肾移植术后，将血压尽量控制在较低水平（130/90 毫米汞柱以下），有助于提高移植肾的长期存活率。降压药是治疗高血压的首选，患者可在医生指导下根据血压水平和具体情况选择一种或几种降压药物，必要时可酌情增加利尿剂，以增强降压效果。调整免疫抑制剂的剂量或免疫抑制剂的种类，如减少糖皮质激素的剂量等，也有助于更好地控制血压。此外，非药物治疗也很重要，如增加运动量、控制体重、戒烟、低盐饮食等，均有助于血压的控制。

（文：王继纳）

3. 肾移植术后血脂异常

血脂异常，即通常所说的"高血脂"，主要包括总胆固醇升高（≥ 6.22 毫摩 / 升）、低密度脂蛋白胆固醇升高（≥ 4.14 毫摩 / 升）、甘油三酯升高（≥ 2.26 毫摩 / 升），可以是其中一项升高，也可以是多项均升高。相较其他人群，肾移植患者因为使用抗排斥药物及生活方式的改变等，发生血脂异常的风险显著升高，进而引起一系列移植肾和其他重要脏器功能损伤。

为什么肾移植术后会出现血脂异常？原因有以下几点：

① 免疫抑制药物相关因素：肾移植术后常用的糖皮质激素（促进糖代谢向脂代谢转化）、钙调磷酸酶抑制剂（如环孢素 A 和他克莫司，可诱导胆固醇合成并抑制胆固醇清除）、mTOR 受体抑制剂（如西罗莫司等，可降低脂质清除水平），可通过对脂质代谢通路的修饰性改变，影响脂质平衡，从而不同程度地升高血总胆固醇和甘油三酯的水平；

② 生活方式改变：肾移植术后，患者因恢复需要而摄入过多能量，

因术区不适而减少运动、减轻工作强度等，都可使肾移植患者的能量摄入多于能量消耗，久而久之，可造成血脂异常和胰岛素抵抗，进而发生肥胖等；

③ 既有因素：部分肾移植患者在术前因需要长期透析治疗而

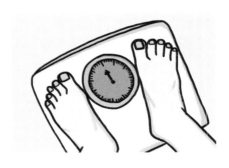

无法正常工作，已经出现体质指数过高的情况，而术后仍未予以积极控制和调整，从而进一步加重血脂代谢负担，导致血脂异常。

如何控制肾移植术后血脂异常？患者在日常生活中应做到以下几点：

① 定期随访，监测血脂水平，明确有无血脂异常及血脂异常的危险级别；

② 门诊随访免疫抑制剂的药物浓度，合理调整用药，减少血脂异常等副作用的发生和严重程度；

③ 积极参加适当活动，提高新陈代谢率，降低血脂异常的发生风险；

④ 合理饮食，在基本营养补给的同时，控制过多能量的摄入，减少血脂异常、肥胖及相关疾病的发生。

（文：胡超）

4. 谈谈"高尿酸"和"痛风"

血尿酸升高是尿毒症及肾移植患者的常见情况，部分高尿酸血症会发展为痛风，给患者带来很大痛苦。

临床上以37℃时血清中尿酸的最大饱和量420微摩／升为界限（不同医院的检测方法和标准有所不同，应参考具体医院的标准），超过此值即为高尿酸血症。当尿酸盐沉积造成急性痛风性关节炎和慢性痛风石形成时，即为痛风，严重者可出现关节破坏和肾功能损伤。血尿酸升高与两个因素有关，一是体内尿酸合成增加，二是尿酸排泄减少。因此，通过控制高嘌呤食物的摄入、服用药物减少尿酸合成、增加尿酸排出，是降低血尿酸、控制痛风的主要手段。

首先谈谈饮食方面的注意事项。患者应养成良好而健康的饮食习惯和生活习惯，学会将食物分为三类：勿食、少食、多食。

勿食：高嘌呤食物，如动物内脏，果糖含量高的甜食、饮料和汽水等。痛风发作期间避免饮酒，非发作期间也应严格限酒。

少食：牛肉、羊肉、猪肉、嘌呤含量高的海鲜（沙丁鱼和贝壳类等）、很甜的果汁、食盐和酒（尤其是啤酒）。

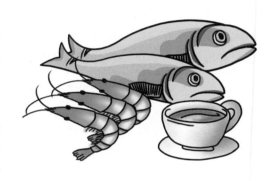

多食：低脂乳制品和蔬菜。

其次可选择药物治疗。经非药物治疗后，血尿酸仍高于420 微摩 / 升者，需要使用药物来降低血尿酸水平，目标是使血尿酸降至 360 微摩 / 升以下；痛风性关节炎症状长期不缓解或有痛风石的患者，应将血尿酸控制在 < 300 微摩 / 升以下。降尿酸药物的作用机制可分为抑制尿酸生成、促进尿酸排泄和分解等。常用的抑制尿酸的生成药物有别嘌醇、非布司他等，是治疗高尿酸血症和痛风的一线药物；促进尿酸排泄的药物主要有丙磺舒、苯溴马隆等；促进尿酸分解的药物为尿酸酶，仅用于严重痛风且其他药物治疗失败或存在使用禁忌者。

痛风急性发作时，应在 24 小时内开始药物治疗，降尿酸药物需要继续服用，同时联合抗炎治疗。非甾体抗炎药（NSAID）、糖皮质激素和秋水仙碱是痛风急性发作期的一线推荐用药；若症状严重，可联合使用这些药物，但 NSAID 和糖皮质激素一般不联合使用，因为这两种药物的胃肠道副作用会叠加。经常发作痛风的患者，为预防发作，在降尿酸治疗的同时，可以同时使用 NSAID 或秋水仙碱；若患者对这两种药物有使用禁忌或不能耐受，可以考虑使用强的松等糖皮质激素替代。

（文：朱冬）

5. 肾移植术后新发糖尿病

肾移植术后新发的血糖升高，若符合以下标准：随机血糖 ≥ 11.1 毫摩 / 升，至少 1 次空腹血糖 ≥ 7.0 毫摩 / 升，且有糖尿病症状；或口服葡萄糖耐量试验，2 小时血糖 ≥ 11.1 毫摩 / 升，可诊断为"移植后新发糖尿病"。根据血糖升高的严重程度，可分为糖耐量异常和糖尿病。

研究显示，移植后新发糖尿病会增加肾移植术后感染和心血管疾病的发生风险，甚至增加移植肾功能丢失的风险，从而影响肾移植患者的远期预后。因此，充分认识肾移植后新发糖尿病，对肾移植患者而言十分重要。

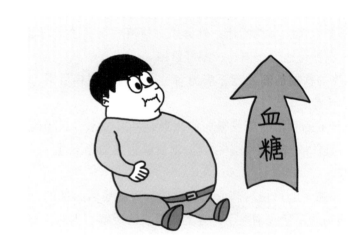

通常，在肾移植后 6 个月内，发生移植后新发糖尿病的风险最高。在病理生理学上，移植后新发糖尿病的发生与应用糖皮质激素和（或）钙调磷酸酶抑制剂等免疫抑制药物关系密切。

① 糖皮质激素：糖耐量异常是糖皮质激素的常见并发症，主要表现为胰岛素与胰岛素受体的结合力下降、糖利用度减低的胰岛素抵抗状态，其导致的糖尿病效应似乎呈剂量依赖性。

② 钙调磷酸酶抑制剂：动物实验表明，他克莫司和环孢素 A 能破坏胰岛素的合成或释放，甚至诱导外周性胰岛素抵抗状态，但尚未发现其导致的糖尿病效应呈剂量依赖性。

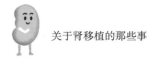

③ 抗增殖药物：骁悉、赛可平等霉酚酸酯类药物的使用可减少糖皮质激素和（或）钙调磷酸酶抑制剂的用量，但可能直接导致糖耐量异常，具体机制目前尚无明确定论。

此外，种族、年龄、体重、家族史等，均与移植后新发糖尿病的发生关系密切。

针对以上危险因素，为预防移植后新发糖尿病，大家应该做到：

① 做好肾移植前的筛查和建议：充分宣教，使患者认识到控制体重、饮食和增加体力活动的重要性，同时针对不同危险因素制订不同的免疫抑制方案。

② 完善肾移植后的随访：包括空腹血糖和糖耐量试验的动态监测等，以便早期发现、早期治疗；确诊患有移植后新发糖尿病者，应每 3个月复查 1 次糖化血红蛋白，控制好血糖。

③ 肥胖的移植后新发糖尿病患者可以进行控制热量摄入和减轻体重等非药物治疗；

④ 较严重的移植后新发糖尿病患者，可以考虑口服降糖药物或使用胰岛素，具体用量和方法应在内分泌科医生的指导下进行，并进行动态监测和调整；

⑤ 部分患者的移植后高血糖和糖尿病可能是暂时性的，通过减少免疫抑制药物的用量或调整用药方案，可自行缓解。当然，自行调整用药方案是相当危险的，患者应以谨慎的态度，结合实际情况，由专业医生权衡后，再确定具体治疗方案，并密切随访。

（文：胡超）

6. 移植后新发糖尿病的管理

目前认为，移植后新发糖尿病是胰岛素抵抗和胰岛素分泌缺陷综合作用的结果，以后者为甚。因此，移植后新发糖尿病管理的核心策略在于减轻胰岛素抵抗并维护胰岛 B 细胞功能。

首先，须了解血糖管理的目标。一项随机对照临床试验研究表明，在围术期强化血糖管理并没有给患者带来益处，甚至会增加低血糖和长期急性排斥反应的风险。根据美国糖尿病协会的建议，围术期患者空腹血糖 ≥ 180 毫克 / 分升（10.0 毫摩 / 升），开始采取胰岛素治疗，并始终将血糖维持 140～180 毫克 / 分升（7.8～10.0 毫摩 / 升）。改善全球肾脏病预后组织（KDIGO）建议，肾移植患者将糖化血红蛋白（HbA1c）控制在 7.0%～7.5%，这一目标较一般糖尿病人群（低于 7%）有所放松；曾有严重低血糖史或存在某些慢性疾病（如血脂异常、高血压等）者，宜设定相对宽松的目标，即 HbA1c < 8%；在移植术后早期，糖化血红蛋白可能不是一个理想的监测指标，美国糖尿病协会建议，在移植后一个月内，仍以血糖作为主要监测指标，目标可以设定为餐前血糖 80～130 毫克 / 分升（4.4～7.2 毫摩 / 升）和餐后血糖 < 180 毫克 / 分升（10.0 毫摩 / 升）。

　　其次，应进行规范治疗。移植后新发糖尿病患者不必惊慌，可先进行生活方式调整。研究表明，运动和减重可有效改善 2 型糖尿病患者的胰岛 B 细胞功能。虽然移植后新发糖尿病与 2 型糖尿病的发病机制不同，但生活方式的改变，包括饮食控制、加强体育锻炼和减重等，都有利于血糖的控制。

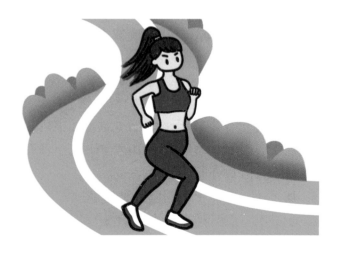

　　在调整生活方式的基础上，若血糖控制仍不理想，则需要联合药物治疗。以下简单介绍常用的降糖药物，具体用药方案须由内分泌科医生

针对具体情况而定。

① 胰岛素：胰岛素是移植后即刻治疗住院患者高血糖的首选药物。部分移植后新发糖尿病患者会在每日下午表现出典型的葡萄糖峰值，此时可选择应用中效胰岛素。

② 二甲双胍：如果没有禁忌证且耐受良好，二甲双胍是治疗 2 型糖尿病的首选药物，它能降低肝脏葡萄糖生成，并作用于肠道以提高葡萄糖利用率、胰高血糖素样肽 1（GLP-1）和改变肠道微生物群。肾移植术后一个月内胰岛素抵抗的主要特征是内源性葡萄糖生成抑制受损。值得注意的是，二甲双胍通过肾脏代谢，欧洲药品管理局建议，肾小球滤过率 < 30 毫升 / 分者应谨慎使用该药物。需要提醒的是，二甲双胍会与部分免疫抑制剂（如霉酚酸酯类药物骁悉、米芙、赛可平等）相互作用而产生胃肠道副作用，应格外小心，使用前应咨询肾移植专科医生。

③ 磺脲类和格列奈类：此类药物可能增加低血糖和心血管事件的发生率。磺脲类药物通过肾脏排泄，肾功能不全时会在体内积聚，增加低血糖的发生风险。由于环孢素 A 会增强格列本脲和瑞格列奈的药理作用，患者应格外注意避免发生低血糖。

④ 噻唑烷二酮类：此类药物可改善肝脏和外周胰岛素敏感性，对肾脏的影响可忽略不计，中重度肾功能不全患者无需调整剂量，目前没有其与免疫抑制剂相互作用的报道。

⑤ 二肽基肽酶-4（DPP-4）抑制剂：此类药物能增强葡萄糖依赖性胰岛素的分泌。除少部分通过胆汁排泄之外，几乎所有 DDP-4 抑制剂通过肾脏清除，故中度至重度肾功能不全患者服用该药时需要调整剂量。由于存在潜在的药物相互作用，服用该类药物的患者需要格外注意监测钙调磷酸酶抑制剂（CNI）类药物的浓度。

⑥ 胰高血糖素样（GLP-1）受体激动剂：此类药物能增强葡萄糖依赖性胰岛素的分泌，延迟胃排空，抑制食欲，并对胰岛 B 细胞有一定的保护作用，代表药利拉鲁肽还被证明可以降低高血糖相关心血管不良事件的发生率和死亡率。该药的肾脏清除率较小，肾功能不全患者服用时无需调整剂量，与各类免疫抑制剂也几乎没有相互作用。利拉鲁肽

被认为是目前治疗移植后新发糖尿病有前途的药物。

⑦ 钠-葡萄糖共转运蛋白 2 型抑制剂（SGLT2-i）：此类药物通过增加尿糖排泄而降低血糖，同时也有降低血压和减重的作用。值得注意的是，肾移植患者通常会使用免疫抑制剂，服用此类药物可能会增加尿路感染的发生风险。

第三，须重视移植后新发糖尿病的管理。对移植后新发糖尿病患者而言，心血管事件可谓危害最大的合并症，主要包括血脂异常和高血压。

除患者自身因素外，免疫抑制剂的使用也会导致血脂异常。根据改善全球肾脏病预后组织（KDIGO）、欧洲心脏病学会（ESC）和欧洲动脉粥样硬化学会（EAS）指南的建议，肾移植患者的血脂控制目标为低密度脂蛋白胆固醇＜ 100 毫克 / 分升（2.6 毫摩 / 升）或非高密度脂蛋白胆固醇＜ 130 毫克 / 分升（＜ 3.36 毫摩 / 升）。多项临床研究表明，尽管他汀类调脂药物可能会引起血糖波动，部分免疫抑制剂可能会增强他汀类药物的副作用（主要为横纹肌溶解），该类药物仍可作为肾移植患者血脂异常的首选。

除患者自身因素外，免疫抑制剂的使用和移植物的影响，使高血压在肾移植患者中更为常见。KDIGO 指南建议，肾移植患者的血压控制目标为≤ 130/80 毫米汞柱。多项临床研究显示，肾移植患者宜选用的降压药物为钙离子拮抗剂（CCB）；应避免使用噻嗪类利尿剂和某些 β 受体阻滞剂，以免增加罹患移植后新发糖尿病的风险。

要预防移植后新发糖尿病，需要从四个方面着手，分别是移植前风险评估、修正可改变的高危因素、移植后高血糖的早期治疗、根据风险评估结果选择免疫抑制剂。

有研究表明，多达 8% 等待肾移植的尿毒症患者合并未确诊的糖尿病，说明移植前糖尿病的筛查是至关重要的。糖化血红蛋白（HbA1c）可能是一种有用且方便的移植前筛查工具，当 HbA1c ＞ 5.4% 时，提示患者有较大风险发生移植后新发糖尿病。修正可改变的高危因素是一种行之有效的预防方法，包括控制超重和肥胖、高尿酸血症、低镁血症和低维生素 D、丙肝病毒和巨细胞病毒感染等。存在以上高危因素的患者可以在肾移植前，通过生活方式调整、药物使用或手术干预，尽可能减少移植后新发糖尿病的发生风险。

多项随机对照研究发现，高危患者在肾移植术后及早使用胰岛素或常规使用口服降糖药，可大幅降低移植后新发糖尿病的发病率。当然，目前仍有诸多临床研究正在评估移植后早期或常规使用降糖类药物的安全性。

移植后新发糖尿病与免疫抑制剂的选择也有一定关系，使用他克莫司比使用环孢素 A 具有更高的罹患移植后新发糖尿病的风险。移植术后免疫抑制剂的选择应当遵从医嘱，医生会根据患者的情况综合考虑。

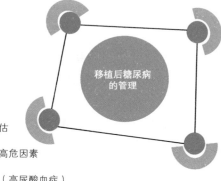

Ⅰ生活方式改变
- 减重
- 行为治疗
- 体育锻炼
- 饮食

Ⅱ降糖药物
- 胰岛素
- 二甲双胍
- 磺酰脲类和格列奈类
- 噻唑烷二酮类
- 二肽基肽酶 –4（DPP4）抑制剂
- GLP–1 受体激动剂
- 钠 – 葡萄糖共转运蛋白 2 型抑制剂（SGLT2–i）

移植后糖尿病的管理

Ⅲ预防策略
- 移植前风险评估
  - HbA1c
- 修正可改变的高危因素
  - 超重 / 肥胖
  - 代谢综合征（高尿酸血症）
  - 低镁血症和低维生素 D
  - 丙型肝炎病毒和巨细胞病毒感染
- 移植后高血糖的早期治疗
- 根据风险进行免疫抑制剂的选择

Ⅳ共病管理
- 血脂异常
  - 低密度脂蛋白胆固醇
    < 100 mg/dL（2.6 mmol/L）
  - 非高密度脂蛋白胆固醇
    < 130 mg/dL
    （< 3.36 mmol/L）
- 高血压
  - 血压控制目标
    ≤ 130/80 mmHg

（文：陈天）

 五、口腔健康问题

随着肾移植外科技术的发展，术后用药方案的成熟，肾移植患者的长期存活率明显提高。研究发现，肾移植患者容易发生牙龈增生、口腔溃疡等多种口腔问题，了解肾移植患者可能发生的口腔问题，有助于提高患者的生活质量。

1. 肾移植患者常见口腔问题

牙龈增生是肾移植患者常见的口腔疾病之一。增生牙龈呈球状突起，可逐渐覆盖牙颈部甚至牙冠，严重者可能引起牙齿移位，不仅影响患者的咀嚼功能，还会严重影响口腔卫生。国内外研究表明，肾移植患者术后的常用药物，如环孢素 A 等，可影响细胞代谢，促进牙龈成纤维细胞增殖，增加牙龈结缔组织合成，导致药物性牙龈增生。另外，由于肾移植患者术后需要长期服用免疫抑制剂，对细菌的抵抗力减弱，牙菌斑所致的牙龈炎增加了牙龈对药物的敏感性，进而加重牙龈增生。

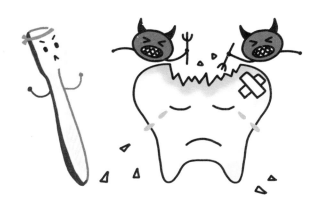

口腔溃疡也是肾移植患者常见的口腔问题，常伴明显疼痛。研究发现，免疫因素与口腔溃疡的发病密切相关，感染也与口腔溃疡有关。肾移植术后免疫抑制剂的使用可影响机体的免疫功能，导致抗感染能力降低，口腔中滋生的细菌易导致口腔溃疡。注意口腔卫生可以降低口腔黏膜感染的风险。

龋病，俗称"蛀牙"，也是肾移植患者常见的口腔疾病，病因主要为致病微生物感染，临床表现为牙齿受到冷、热、酸、甜等刺激后出现酸痛，牙齿上可发现龋洞，严重者可引发牙髓炎、根尖周炎等。虽然目前有关肾移植患者龋病发病率的研究尚无统一的结论，但全身状况与龋病的发生有很大关系，受免疫状态、饮食习惯和口腔卫生等因素的影响。肾移植后免疫抑制剂的使用使患者的免疫力降低，更容易出现龋病。

牙周病可造成牙周组织长期慢性感染，主要表现为牙龈炎症、出血等。炎症反复发作不仅会损害口腔的咀嚼功能，还会严重影响牙龈健康。免疫抑制剂的使用损害了患者的免疫功能，细菌及其毒性产物刺激产生的免疫炎症反应可破坏牙周组织，增加牙周病的发病风险。

2. 认真做好口腔卫生

肾移植患者应提高口腔保健意识，了解免疫抑制剂对口腔微环境的作用，并做好以下措施：①定期随访；②养成良好的口腔卫生习惯，保持口腔清洁；③遇到需要处理的口腔问题，可咨询口腔科医师及肾移植专科医生。

（文：卓然）

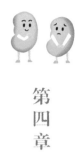

第
四
章

肾移植术后管理——药物篇

本章主编 / 贾亦臣　　　本章主审 / 朱　冬

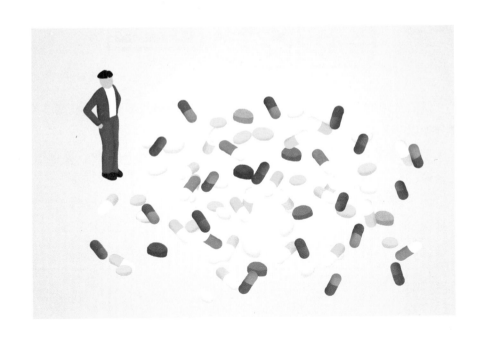

一、概论

1. 浅谈常用免疫抑制药物的种类及搭配方案

免疫抑制药物又称免疫抑制剂，俗称"抗排斥药物"。为预防移植肾发生排斥反应，患者需要长期服用免疫抑制药物，且通常需要联合使用3种甚至4种免疫抑制药物，搭配方案也有所不同。

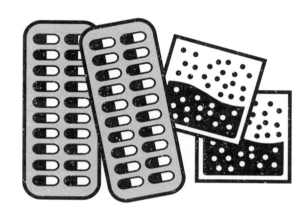

目前常用的口服免疫抑制药物很多，根据药物的不同作用机制，主要分为以下几类：

① 肾上腺皮质激素类：常用药物包括强的松、强的松龙、美卓乐、尤金等；

② 钙调磷酸酶抑制剂类：常用药物有环孢素A（新山地明、新赛斯平）、他克莫司［普乐可复（俗称FK506）、普乐可复缓释胶囊、中美–他克莫司等］；

③ 抗代谢类或抗增殖类：常用药物包括霉酚酸酯类（骁悉、赛可平、米芙等）、嘌呤类似物（硫唑嘌呤、咪唑立宾等）；

④ 其他类：如西罗莫司（雷帕鸣等）。

扫码看视频
常用免疫抑制剂的
种类和搭配方案

不同免疫抑制药物之间的搭配方案比较专业，也很有讲究，大家不妨牢记一个简单、易记的基本原则：以上 4 类药物，每类各选 1 种。

（文：王继纳）

2. 服药时间有讲究

为预防移植肾排斥反应，肾移植患者术后需要长期服用免疫抑制剂。免疫抑制剂是一把双刃剑，药量不足将导致移植肾排斥反应的发生，而服药过量将会导致一系列不良反应：高血压、血脂异常、高血糖等疾病的发病率增加；免疫力显著下降，感染、恶性肿瘤的发生风险增加；移植肾的毒性损伤增加；等等。因此，各位肾友需要在肾移植专科医师的指导下，合理使用免疫抑制剂。

那么，如何评价免疫抑制剂的使用剂量是否恰到好处呢？目前，临床常用的参考指标是免疫抑制剂在血液中的浓度（简称"血药浓度"）。

住院期间，医生和护士会决定服药时间和抽血化验时间。出院以后，肾友们需要知晓每种免疫抑制剂的合适服药时间。

复旦大学附属中山医院检验科门诊开始抽血的时间一般为早晨 7 时 30 分，以此为根据，针对服用不同抗排斥药的患者，服药时间建议如下：

环孢素 A：6 时、18 时（早 6 晚 6）。监测环孢素 A 的血药浓度，通常需要检测其在体内的最高浓度，即"峰浓度"，须在服药后 2 小时进行抽血化验。

他克莫司：8 时、20 时（早 8 晚 8）。监测他克莫司的血药浓度，通常需要检测其在体内的最低浓度，即"谷浓度"，须在下一次服药前进行抽血化验。

吗替麦考酚酯类：8 时、20 时（早 8 晚 8）。吗替麦考酚酯类药物的浓度监测需要抽 3 次血，分别是服药前、服药后 30 分钟和服药后 2 小时，故应在第 1 次抽血后即刻服药。

西罗莫司：8 时。西罗莫司也需要监测其"谷浓度"，须在下一次服药前进行抽血化验。

其他抗排斥药，如硫唑嘌呤、咪唑立宾、糖皮质激素等，一般不需要测血药浓度；抗生素、降压药、调脂药等，一般也不需要监测血药浓度。

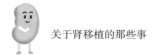

特别提醒： 肾移植术后稳定期，血药浓度的监测频率一般为每月 1 次，抗排斥药必须每天按时、按量服用。

简单原则： 服用环孢素 A 者，可在每天早晚 6 时服药（需要监测血药浓度时，服药后 2 小时采血）；服用其他抗排斥药者，可于每天早晚 8 时服用（需要监测血药浓度时，在采血后服药）。

（文：黄尚）

扫码看视频
免疫抑制剂血药
浓度监测

扫码看视频
如何安排复查
抽血时间

3. 肾移植后，药不能随便停

肾移植患者术后需要服用包括抗排斥药物在内的多种药物，部分患者甚至每日需要服用十余种药物，有些患者因为经济原因或嫌麻烦而擅自减药、停药。请大家一定要记住：药，不能想停就停、想减就减！

肾移植患者通常要服用下列药物：

① 抗排斥药物：特别强调，抗排斥药千万不能乱用。

② 激素类药物：如强的松、强的松龙等，小剂量使用，作为多联免疫抑制方案用药之一。

③ 预防感染的药物：肾移植患者术后发生肺部感染、尿路感染等的风险比普通人群高，通常需要服用多种药物来预防机会性感染，包括抗菌药物、抗病毒药物，甚至抗真菌药物等。

其他按需服用的药物包括：

① 降压药物：肾移植患者术前多存在高血压，虽然在术后，高血

压可能有一定程度减轻，但部分患者仍存在高血压，需要服用降压药物来控制血压。

② 保肝药物：由于肾移植患者需要服用包括免疫抑制药物在内多种药物，这些药物都可能增加肝脏代谢负担，甚至导致肝功能损伤，故部分患者需要服用保肝药物。

③ 调脂药物：部分肾移植患者因代谢失衡、原有基础疾病等而出现血脂异常，服用调脂药物有助于维护血管健康。

④ 降糖药物：患有糖尿病的肾移植患者术后需要继续服用降糖药物。部分肾移植患者由于服用免疫制剂、糖皮质激素等药物造成原有糖尿病加重或出现移植后新发糖尿病，需要在内分泌科医生指导下进行血糖控制。

特别提醒：肾移植患者须严格按照医嘱服用药物，切勿自行减药、停药，更不能自行加药！必要时，可在肾移植专科医生指导下调整用药方案。

扫码看视频
免疫抑制剂要用多久

（文：顾辰力）

4. 特殊情况下免疫抑制剂的补救调整

为预防移植肾排斥反应的发生及维持良好的移植肾功能，肾移植术后患者需要长期、规律、合理服用免疫抑制剂。在某些特殊情况，免疫抑制剂的服用需要进行调整。

（1）漏服药

肾移植患者每天要服用多种药物，偶尔忘服免疫抑制剂的现象不少见。根据漏服的免疫抑制剂的每日服用次数，发现药物漏服的时间点与正常服药时间点之间的间隔长短，可以考虑采取以下补救措施：

发现漏服的时间点	每日服药次数	建议采取的补救措施
2 小时以内	2 次	加服全量
	1 次	加服全量
2～4 小时	2 次	加服全量的 1/2
	1 次	加服全量
4～8 小时	2 次	加服全量的 1/4
	1 次	加服全量
8～16 小时	2 次	无需追加服药
	1 次	加服全量
16 小时以后	1 次	无需追加服药

（2）呕吐

由于胃肠道炎症或其他原因导致的呕吐，会导致免疫抑制剂吸收不完全，进而导致摄入的药量不足。患者在诊治呕吐问题的同时，需要根据呕吐在服药后的不同时间点，追加服用相应的药物剂量。

服药后呕吐的时间	建议采取的补救措施
0～10 分钟	加服全量
10～30 分钟	加服全量的 1/2
30～60 分钟	加服全量的 1/4
60 分钟以后	无需追加服药

（3）腹泻

腹泻可影响免疫抑制剂的血药浓度，由于个体差异及腹泻程度不同，其对药物浓度影响并不一致：有的患者可能因为腹泻导致免疫抑制剂吸收不良，进而导致其血药浓度降低；有的患者可能因为长期腹泻导致机体丢失大量水分、血容量降低，进而引起免疫抑制剂血药浓度升高。因此，当出现腹泻时，肾移植患者切忌自行增加或减少免疫抑制剂的剂量，而应及时就诊，以便明确腹泻的病因，密切监测免疫抑制剂的血药浓度，并在医生指导下根据药物浓度情况及时调整免疫抑制剂的剂量。比如：肾移植患者在腹泻时，他克莫司的血药浓度可能会大幅升高，甚至

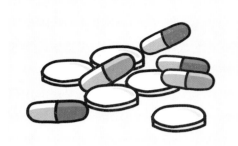

引发急性药物中毒，需要密切监测血药浓度、肾功能等指标。

　　免疫抑制剂是良好移植肾功能的"保护神"，在漏服药、呕吐、腹泻等特殊情况下，患者可参照以上建议进行免疫抑制剂的补救性调整，或在肾移植专科医生的指导下进行剂量的调整及种类的转换。

扫码看视频
免疫抑制剂的
补救调整

（文：王继纳）

5. 不可擅自减药或停药

　　重要的事情说三遍：不可擅自减药或停药！不可擅自减药或停药！不可擅自减药或停药！

　　肾移植术后患者一般需要进行"三联免疫抑制"治疗，即钙调磷酸酶抑制剂（CNIs，他克莫司或环孢素 A）、霉酚酸酯类（MPA，麦考酚钠或吗替麦考酚酯）和糖皮质激素。算一算，每天确实需要服用不少药。我们发现，患者中有"比谁吃的药少"的"攀比"行为；也有不少肾友询问，某某人已经减药了，为什么我还要吃这么多药？下面就谈一谈"减药"这个问题。

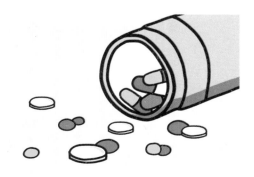

首先，肾移植患者为什么要服用免疫抑制剂？这点，相信大家都清楚，是为了防止机体将移植的肾脏排斥掉。那么，为什么有的人吃的药多？有的人吃的药少呢？这要从药物的吸收、分布、代谢、排泄四个过程谈起。

以他克莫司为例，其主要在消化道被吸收入血。正如有的人消化功能好，而有的人消化功能不好，这一点对药物的吸收同样适用。在不同的个体，他克莫司的实际吸收为 5%～67%，且不同的饮食习惯也会导致他克莫司的吸收量不同。

吸收入血的药物要由血液分配到不同的脏器和组织，由于决定疗效的是药物的浓度而不是剂量，故"胖人"的给药量往往要比"瘦人"多一些，成人的给药量要比儿童多一些。

他克莫司主要在肝脏内代谢和灭活。人体负责代谢他克莫司的"处理器"主要是 CYP3A5 酶。该"处理器"的功能在不同个体中存在差异，有些人的"处理器"功能强一些，他克莫司被灭活得快一些；有些人的"处理器"功能弱一些，他克莫司的灭活就慢一些。而且，CYP3A5 酶在人体中是个"大红人"，不光负责他克莫司的代谢，还负责许多其他药物的代谢。可以想象，如果患者同时服用其他药物，CYP3A5 酶就要"多头忙"，他克莫司的代谢速度也会受影响。由于药物代谢速度有差异，不同患者需要服用的药物剂量也不同。

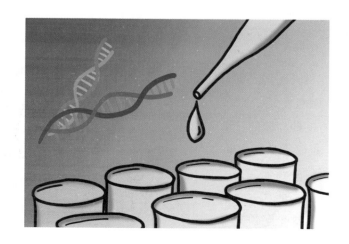

经过代谢的他克莫司一般随大便排出体外，大便次数也会影响其在体内的存留时间。

了解了免疫抑制剂进入人体后要经历哪些过程，也就解释了为什么即使是同一时间进行肾移植手术的肾友，需要服用的药物剂量也不一样了。在临床上，医生通常会根据定期监测获得的免疫抑制剂的血药浓度来调整药物剂量。需要提醒的是，服药多少并不能反映恢复情况的好坏，擅自减药有大风险。

（文：戚若晨）

扫码看视频
免疫抑制剂不可擅自减药或停药（一）

扫码看视频
免疫抑制剂不可擅自减药或停药（二）

二、免疫抑制药物

1. 撤除激素，需要从艺术变为科学

人们常说，免疫抑制剂的调整是一门艺术，足见其复杂和高深，其中争论最多是糖皮质激素的保留或撤除。

糖皮质激素为肾移植的成功开展立下了汗马功劳，半个世纪以来，它已经成为最经典和使用最广泛的免疫抑制剂，至今仍在肾移植中发挥着无可替代的作用。

然而，由于糖皮质激素众所周知的副作用，医生总是希望尽量减少甚至撤除糖皮质激素。

糖皮质激素的撤除方案一直是肾移植领域讨论的热点话题，目前

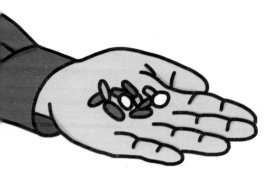

国际上已有大量关于糖皮质激素撤除方案的临床研究，但结论不完全一致。

撤除糖皮质激素对受者的糖代谢、脂代谢、骨质疏松等多方面的改善是显而易见的，这是糖皮质激素撤除方案的正面效应，也是多项研究的共同结论。因此，推广糖皮质激素撤除方案具有一定的优势与合理性。

不过，大部分临床研究结果也表明，撤除糖皮质激素后，肾移植患者排斥反应的发生率都有不同程度的升高，这是撤除糖皮质激素的负面效应，也是大家对撤除糖皮质激素的顾虑。

这就需要临床医生更仔细地评估哪些患者适合撤除糖皮质激素，哪些患者需要长期的糖皮质激素维持治疗。我们认为，以下两方面值得关注：

（1）肾脏原发性疾病

导致尿毒症的原发性疾病可分为免疫性因素和非免疫性因素两大类，前者包括 IgA 肾病、慢性肾小球肾炎等，后者包括多囊肾、糖尿病肾病等。研究发现，在存活十年以上的肾移植患者中，原发病为免疫性因素导致的尿毒症（如 IgA 肾病等），约一半以上会出现肾炎复发，从而导致移植肾功能减退和蛋白尿等，而多囊肾等非免疫因素导致的尿毒症患者则无此忧虑。

糖皮质激素是免疫性肾病的常用治疗药物，肾移植后糖皮质激素的使用可在一定程度上可以减少原发病的复发。另外，这类患者由于术前接受了长期的糖皮质激素治疗，可能导致肾上腺功能减退，机体内源性糖皮质激素缺乏，完全撤除糖皮质激素后有时会出现肾上腺皮质功能不足的表现，需要恢复糖皮质激素的使用。因此，在原发病为免疫性肾病的受者中，糖皮质激素不但能发挥抗排斥作用，而且对肾脏原发病也有预防复发的作用，这些患者采用小剂量糖皮质激素维持治疗更加稳妥；而对于原发病为糖尿病和多囊肾等非免疫因素的患者，可以考虑撤除糖皮质激素。

（2）免疫抑制剂的组合方案

首先是围术期的免疫诱导方案。围术期是患者免疫系统剧烈变化的关键阶段，在这段时间内，机体免疫系统需要经历再平衡过程，以接纳新的肾脏。恰当的免疫诱导，如采用多克隆或单克隆抗体的治疗，可以较好地抑制或调整机体免疫系统的激活和重塑过程，为移植物的长期存活打下良好基础，患者术后撤除糖皮质激素的安全性也更高。

其次是维持期的免疫方案组合的影响。近年来的大量临床研究结果表明，采用他克莫司联合骁悉的维持治疗方案，在撤除糖皮质激素后，肾移植患者发生排斥反应的比例较低，安全性较高。因此，在考虑撤除糖皮质激素时，应充分考虑所采用的诱导治疗和维持治疗的药物搭配。

综上所述，医生和患者们都对糖皮质激素撤除方案很期待，但在实际操作中，我们需要慎之又慎，兼顾患者的原发肾病、免疫诱导治疗和维持期的免疫方案组合等多种情况，更需要多中心大样本的资料支持，从而制订更科学的糖皮质激素撤除方案。

（文：朱同玉）

2. 如何理性看待肾移植术后激素的使用

很多肾友"谈激素色变"，每当提起"激素"，首先想到的就是使用激素的各种副作用及并发症，因而对使用激素（尤其是静脉使用、较大剂量使用时）有抵触甚至恐惧心理。

确实，激素是把"双刃剑"，它能"杀敌"，亦会"伤己"。使用恰当，它能充当"夺宝奇兵"，实现"杀敌护己"；使用不当，则很可能"杀敌一千，自损八百"，甚至"杀敌八百，自损一千"。

简单介绍一下"充满争议"的激素，以及肾移植术后在哪些情况下需要使用激素。

"熟悉而又陌生"的激素，主要分5大类：

① 肾上腺皮质激素类：如糖皮质激素、盐皮质激素等；

② 性激素类：如雄激素、雌激素等；

③ 甲状腺激素类：如 T_3、T_4 等；

④ 胰岛素类：如长效胰岛素、短效胰岛素等；

⑤ 垂体前叶激素类：如生长激素、生长抑素等。

肾友们熟悉并经常使用的激素（如甲泼尼龙、米乐松、强的松、强的松龙、美卓乐、尤金等）都属于人工合成的糖皮质激素类，具有抗炎、抗过敏、免疫抑制、抗毒素、抗休克、减轻疼痛、刺激骨髓造血等作用。

长期超生理剂量使用糖皮质激素，可能会出现以下症状及副作用：肥胖、多毛、痤疮、血糖升高、高血压、动脉粥样硬化、肢体水肿、月经紊乱、骨质疏松、股骨头坏死、消化道溃疡、诱发或加重感染等。

肾移植术后，需要使用糖皮质激素的情况如下：

① 术后维持性免疫抑制。强的松、美卓乐等口服糖皮质激素目前仍为世界范围内的大多数移植中心所使用，是术后三联免疫抑制方案中不可或缺的一员。虽然有少数研究认为，撤除糖皮质激素的免疫抑制方案也可以维持移植肾的良好功能。然而，撤除糖皮质激素的方案仍存在较大争议，如可能造成某些类型肾炎在移植肾的复发率增加等。

② 术中及术后早期的免疫诱导。在肾移植术中及术后早期，短期静脉使用较大剂量的糖皮质激素（主要为甲基泼尼松龙，如甲泼尼龙、米乐松）是免疫诱导治疗方案的一部分，可以减少肾移植术后早期移植肾急性排斥反应的发生。

③ 治疗急性细胞性排斥反应。经移植肾穿刺病理学检查确诊为急性细胞性排斥反应后，短期静脉使用糖皮质激素冲击治疗依然是目前常用的治疗方案，对急性细胞性排斥反应具有较好的疗效，且花费不高。

④ 肺部炎症急性期的治疗。肺部感染是肾移植术后可危及患者生命的严重并发症，在渗出性肺部炎症的早期予以静脉使用小剂量糖皮质激素并联合有效的抗菌药物，可减少肺部的炎性渗出，改善肺炎的预后。此外，肺部感染时往往需要减少免疫抑制剂的用量，静脉使用糖皮质激素有助于预防移植肾排斥反应。

⑤ 口服免疫抑制剂困难时的替代治疗。肾移植患者由于手术等原因需要禁食，口服免疫抑制剂无法使用；或由于罹患消化道疾病等，导

致口服免疫抑制剂吸收不良时，短期静脉使用糖皮质激素是维持机体免疫抑制状态、防止移植肾排斥反应的替代选择。

扫码看视频

肾移植术后糖皮质激素的使用

大家应理性对待肾移植术后糖皮质激素的使用。请相信，在专业医生的指导下，只要严格掌握适应证，合理使用糖皮质激素这把"双刃剑"，定可实现"即可杀敌，亦少伤己"的效果。

（文：王继纳）

3. 他克莫司：成人肾移植使用 20 年的"宝药"

他克莫司（Tac）属于钙调磷酸酶抑制剂（CNI），自 20 世纪 90 年代推出后，已成为实体器官移植免疫抑制方案的基石。他克莫司的耐受性好，可降低移植肾排斥反应的发生率，提高移植物的长期存活率。全球肾脏病预后组织（KDIGO）于 2009 年建议，将他克莫司作为肾移植患者初始免疫抑制和长期免疫维持治疗方案的一线 CNI 用药。然而，他克莫司血药浓度的监测较复杂，用量不足会增加排斥反应的发生风险；过量则会增加副作用的发生率，如肾毒性、神经毒性、感染、恶性肿瘤、糖尿病和胃肠道不适等。

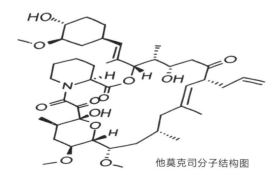

他莫克司分子结构图

（1）他克莫司的肾毒性

他克莫司造成肾损伤的现象并不少见，这与他克莫司的给药剂量密切相关。他克莫司引起肾毒性损伤的机制尚未完全明确，主要机制是肾小球和肾小管功能的改变。在细胞水平上，他克莫司肾毒性的主要靶点是肾小管上皮细胞、血管内皮细胞、小动脉肌细胞和间质成纤维细胞，这些细胞的损伤继发于肾脏中高浓度的他克莫司结合蛋白，从而导致肾脏功能和结构的损害。

影响他克莫司肾毒性损伤的因素包括他克莫司的血药浓度、肾脏局部他克莫司的暴露量、他克莫司代谢产物的暴露量，以及与他克莫司水平无关的敏感性因素，如供者的年龄、肾 P-糖蛋白、小肠和肝细胞色素 P450 酶、肾素-血管紧张素系统的激活等。

（2）他克莫司导致急性肾损伤的机制

他克莫司导致的急性肾损伤可以定义为其他因素无法解释的血清肌酐水平中度升高，伴他克莫司血药浓度升高。这是一种急性、功能性、剂量依赖性且在剂量减少后通常完全可逆的肾损伤。由于他克莫司谷浓度的参考值为 8～10 纳克／毫升，最大值为 12 纳克／毫升，因此可以将 15 纳克／毫升视为他克莫司的毒性阈值。

需要注意的是，他克莫司相关急性肾损伤的诊断必须排除导致急性肾损伤的其他因素，包括肾前性（如脱水、心力衰竭、败血症等）、肾性（排斥反应、急性肾小管坏死、间质性肾炎、肾毒性抗生素的使用、肾小球肾炎复发、肾血管血栓形成等）和肾后性（如移植肾输尿管阻塞等）因素。

他克莫司相关急性肾损伤与肾内血流动力学改变和治疗初期肾小球滤过率（GFR）降低有关。他克莫司可引起肾小球入球和出球小动脉收缩，使肾血流量和 GFR 降低，并损害内皮细胞功能。这种肾脏血管的收缩是由交感神经张力、肾素-血管紧张素系统和内皮素-1 增加，以及前列腺素和一氧化氮减少共同引起，可导致肾脏血流灌注不足和肾实质缺血；减少他克莫司剂量，可以使肾功能在几天内迅速恢复。

他克莫司相关急性肾损伤的症状差异很大，可缺乏临床症状，也可表现为严重的肾损伤或神经毒性。常见症状包括恶心、头痛、腹痛、嗜睡、轻度手部震颤（神经毒性）、肝酶升高、电解质紊乱（如高氯性代谢性酸中毒、高钾血症、高尿酸血症和低镁血症）、血清肌酐轻度升高等。他克莫司的肾外毒性表现相对常见，如 41% 的病例有高钾血症、36% 非糖尿病患者有高血糖、9% 的病例有手部震颤等。另一项研究发现，最常见的他克莫司相关肾损伤表现为低钾血症，其他依次为低钙血症、低钠血症、低白蛋白血症、低磷血症、糖尿病和高钾血症；而且，这些肾损伤的诊断被证实与他克莫司血药浓度水平相关，一旦调整他克莫司的给药方案，肾损伤可逆转。由此可见，可逆性肾小管功能障碍是急性他克莫司肾毒性的特征之一。

（3）他克莫司导致慢性肾损伤的机制

他克莫司的慢性肾毒性是一种结构性、进行性和不可逆性的肾损伤，且被认为是导致慢性移植肾功能障碍的主要原因。目前，他克莫司慢性肾毒性的诊断仍然基于移植肾活检。

他克莫司的肾毒性主要影响肾脏的血管（小动脉透明变性）、肾小管间质（肾小管萎缩和间质纤维化）和肾小球（局灶性节段性或球性肾小球硬化）。

① 血管：传入小动脉中层的结节性玻璃样沉积物，也称为小动脉透明变性（玻璃样变），被视为 CNI 肾毒性的标志。当玻璃样沉积物足够大时，可引起血管腔狭窄。

② 肾小管间质：可继发或独立于血管病变。他克莫司可使肾血管收缩，肾小管间质局部缺氧或缺血，自由基或活性氧形成，从而导致细胞损伤和凋亡。他克莫司也可直接激活细胞凋亡基因，增加肾小管和间质细胞的凋亡，从而诱导肾小管萎缩和间质纤维化。

③ 肾小球：长期服用他克莫司可导致多种类型的肾小球疾病，最常见的是肾小动脉透明变性和急性小动脉病变导致的继发性肾小球硬化。他克莫司也能引起局灶节段性肾小球硬化，主要与其导致的小动脉玻璃样变与肾小动脉硬化引起的高滤过损伤相关。

肾移植后的主要问题是如何合理保持免疫抑制剂的疗效（避免排斥反应）和毒性（尤其是钙调磷酸酶抑制剂的肾毒性）之间的平衡。因此，他克莫司肾毒性的诊断要结合患者的临床表现、排除其他原因所致的移植肾功能障碍，以及减少他克莫司剂量后血清肌酐水平的下

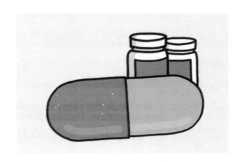

降。他克莫司的慢性肾毒性可能是不可逆的，可导致移植肾失功，因此被视为维持免疫抑制的"代价"。

幸运的是，有证据表明，使用低剂量他克莫司的免疫抑制方案及严密的血药浓度监测可最大限度地减少其不良反应。不论肾移植时间长短，他克莫司相关的急性和慢性肾毒性风险都不会降低，故患者需要定期监测他克莫司的血药浓度，不能放松警惕。

服用他克莫司注意事项：

① 服药时间应严格固定，每日 2 次，间隔 12 小时；

② 服药时间以饭前 1 小时或饭后 2 小时为宜；

③ 他克莫司口服吸收少、个体差异大、治疗窗窄、不良反应较多，用药期间应定期监测血药浓度。初始给药、调整剂量、加用有相互作用的药物时，需在给药 3 天后监测血药谷浓度，采血检验时间为下次给药前半个小时；一般测定稳态血药谷浓度作为调整剂量时的参考，血药谷浓度根据术后时间控制在相应范围；

④ 出现超过 1 日的持续呕吐或腹泻时，患者应及时就诊，以免影响他克莫司的血药浓度；

⑤ 他克莫司经细胞色素 P450 酶代谢，易与多种药物发生相互作用，使用过程中应避免随意服用其他药物，加用药物时须及时咨询医生或药师；

⑥ 服药期间应尽量避免食用西柚（葡萄柚）和西柚汁（葡萄柚汁），因其可升高他克莫司的血药浓度；有报道显示，绿豆可降低他克莫司的血药浓度，肾友们须谨慎食用；

⑦ 服药期间尽量避免使用中药，尤其是五味子、黄连、甘草、桑黄、贯叶、连翘等。

（文：林荣辉）

（4）他克莫司一定要空腹服用吗？

有肾友问：他克莫司的说明书上写着"建议空腹服用"，医生让我每天早上 8 时和晚上 8 时服用，他克莫司为什么一定要空腹服用呢？

空腹服药是指饭前 1 小时或饭后 2 小时服药。举个例子：如果早上 8 时服用他克莫司，那么在 6 时前或 9 时后吃早餐都可以称为空腹。

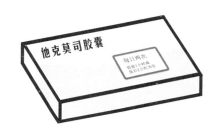

他克莫司有普通剂型和缓释剂型。以普通剂型的说明书为例：说明书上的给药方法是：推荐每日服药 2 次（如早晨和晚上），建议空腹或餐前 1 小时或餐后 2～3 小时服用。

推荐他克莫司空腹服用的原因是什么呢？这与他克莫司的口服生物利用度有关。他克莫司的平均生物利用度为 20%～25%，也就是服用 1 粒他克莫司，真正能被人体吸收、进入血循环的量只有 1/5～1/4 粒。

在生物利用度如此低的情况下，饮食会进一步降低它的吸收率，尤其是高脂食物，碳水化合物产生的影响较轻。若在餐后服用他克莫司，他克莫司的吸收率会下降，口服生物利用度会进一步降低。

有研究显示，进食后，他克莫司的生物利用度会降低 33%，而高脂饮食对他克莫司的吸收率影响更大。一项在 15 名健康男性志愿者参与的研究中显示，在空腹、高脂和低脂饮食下，分别单次口服 5 毫克他克莫司，其血药浓度平均峰值分别为 25.6、5.88 和 9.03（纳克 / 毫升），血药浓度－时间曲线下面积均值为 272、181、201（纳克 / 毫升）·小时。所以，从经济学角度而言，空腹服用他克莫司是为了避免浪费。

肾友们如果能够坚持空腹服药，那再好不过。但在实际生活中，要做到这点并非易事。试想：肾友们一般在早上 8 时和晚上 8 时服用他克莫司，这就意味着，大家要在早上 6 时前吃早餐，确实不太容易坚持。

所以，与其为了"节约"他克莫司，不如顺应自己的生活习惯，确定规律的用餐时间和服药时间。如果每天 7 时吃早餐，8 时服药，那就一直维持下去，有助于维持他克莫司血药浓度的稳定。

扫码看视频
他克莫司一定要
空腹服用吗

由于不同的饮食成分对他克莫司的吸收率影响较大，故大家的饮食结构尽量不要有太大波动，不要一段时间每天大鱼大肉，一段时间每天只吃蔬菜，以免影响他克莫司血药浓度的稳定。

总之，肾友们若能坚持空腹服用他克莫司自然最好；如果无法长期坚持，那么保持稳定的饮食结构、固定的就餐时间和吃药时间即可。

（文：林荣辉、陈婷婷）

4. 熟悉的环孢素，竟有这么多大家不知道的事

说起环孢素，肾友们都非常熟悉。在我国，很多肾移植患者长期服用环孢素。可是，对环孢素的不良反应、浓度范围、影响环孢素浓度的因素等方面的知识，相信很多患者并不真正了解。

自 20 世纪 70 年代环孢素被发现并用于临床以来，大大提高了肾移植的成功率，是器官移植免疫抑制药物发展史上的重要里程碑。

临床常用的环孢素包括新山地明、新赛斯平等。

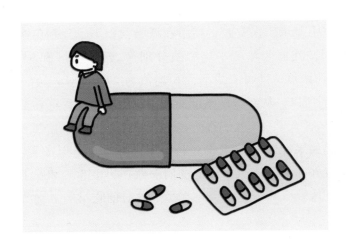

（1）环孢素主要有哪些不良反应？

① 肾毒性：这是环孢素的主要副作用之一，有多种不同表现，如高血压、电解质紊乱、急性微血管病等；

② 消化系统毒性：最严重的是肝功能损伤，比较常见的有厌食、恶心、呕吐、腹泻等；

③ 高血压：十分常见，发生率高达 60%～80%，与肾血管收缩等因素有关；

④ 高脂血症：包括高胆固醇血症和高甘油三酯血症；

⑤ 糖耐量异常：由于环孢素对胰腺有一定损伤，与皮质类固醇激素联用时可加重损伤，部分患者会出现移植后糖耐量异常及移植后新发糖尿病；

⑥ 高尿酸血症及痛风：环孢素可降低肾脏对尿酸的清除率，与利尿剂联用时，这种影响更为常见；

⑦ 神经毒性：表现为肢体震颤、头痛、失眠、手掌和足底灼烧感等，与剂量有关，严重者可出现惊厥、癫痫等严重的神经系统并发症，但很少见；

⑧ 感染及肿瘤：由于免疫力下降，肾移植患者感染及肿瘤的发生率比正常人高；

⑨ 容貌受损：表现为多毛、牙龈增生、痤疮、皮肤增厚和粗糙等。

（2）为何要监测免疫抑制剂的血药浓度？

目前，以环孢素和他克莫司为代表的药物是免疫抑制药物的基础。这类药物具有一定的肝肾毒性及其他副作用，治疗窗较窄，个体差异较大，过量易引起肾毒性及其他不良反应，用药不足又会导致排斥反应。由于药物的肾毒性与排斥反应引起的肾功能损伤在临床上常难以鉴别，故常规监测这些药物的血药浓度对保证药物的疗效和安全性，具有十分重要的意义。

（3）如何监测环孢素的血药浓度？

环孢素的血药浓度可分为谷浓度（C_0）及峰浓度（C_2）。目前的研究显示，C_2 在预测排斥反应上优于 C_0。

C_0（谷浓度）：指下次服药前测得的血药浓度，即服药 12 小时后的浓度，其稳定时间长于峰浓度时间，对反映药物的副作用有一定作用。

C_2（峰浓度）：指服药后 2 小时的血药浓度，反映服药后的最高浓度，可以预测急性及慢性排斥反应，也可以预测药物的副作用。

对联合使用皮质类固醇＋环孢素＋霉酚酸酯类药物的三联方案者，中山医院常规检测环孢素的 C_2，参考浓度如下：

时　间	环孢素血药浓度（纳克／毫升）
术后 1 个月内	1 000～1 200
术后 2～3 个月	800～1 000
术后 4～12 个月	600～800
术后 1 年以上	400～600

需要提醒的是，环孢素的血药浓度只是评估机体免疫抑制状态、调整免疫抑制剂用量的参考指标之一，还需要考虑其他因素，患者切忌自行加减药量，必须在肾移植医师的指导下调整剂量。

（4）影响环孢素血药浓度的常见因素

不同患者口服环孢素后的生物利用度相差较大。生物利用度是指药物经血管外途径给药后，被吸收进入全身血液循环的相对剂量。影响环孢素生物利用度的因素如下：

① 肝功能：环孢素主要在肝脏代谢，肝功能异常可影响环孢素的代谢，显著提高其血药浓度；

② 食物：环孢素是脂溶性药物，脂溶性食物对其吸收率有影响，如用牛奶送服环孢素，可促进环孢素的吸收，可能导致其血药浓度上升；用葡萄柚汁送服环孢素可降低环孢素的代谢速度，也会增加环孢素的血药浓度；

③ 胃肠道功能：环孢素主要在小肠吸收，腹泻会影响其吸收；胃排空速度加快（如服用胃动力药等），可促进环孢素的吸收，导致血药浓度升高；胃排空速度减慢，则环孢素的吸收速率减慢；

④ 年龄与性别：在相同剂量下，年轻患者的环孢素血药浓度低于老年患者，男性患者的血药浓度与女性患者也有所不同；

⑤ 药物剂型：即便是同种药物，不同剂型或不同厂家的产品，生物利用度有所不同，应尽量选用同一厂家的产品，以维持药物浓度的稳定。

（文：朱冬）

5. 抗排斥、抗衰老，雷帕霉素"一箭双雕"

雷帕霉素是一种免疫抑制药，不少肾移植患者都在服用。自 1999 年美国食品药物管理局（FDA）批准雷帕霉素作为器官移植患者的药物后，迄今已拯救了数以万计器官移植患者的生命。

雷帕霉素在抗器官移植排斥、减轻器官纤维化方面有独特之处。2009 年，医学界惊讶地发现雷帕霉素还具有抗衰老作用。

一项由美国国立卫生研究院资助的大规模研究发现，雷帕霉素及其衍生品可分别延长雄雌性小鼠 9% 和 14% 的寿命。这是科学家首次证明一种药物能够延长哺乳动物的生命周期。2012 年，相关研究机构在后续的小鼠研究中发现，雷帕霉素能减缓肌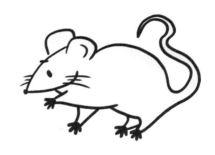腱的硬化速度和肝功能的退化速度，而这两个表征恰恰是衰老的两大标志。2013 年，又有研究报道称，雷帕霉素可改善年老小鼠的心脏功能。此外，雷帕霉素在动物模型中还被发现可减少与衰老有关的骨质疏松，逆转阿尔茨海默病（老年痴呆）。

延缓衰老的标志是最大寿命的增加，即群体中最长寿的 10% 个体的平均寿命增加。至今，除雷帕霉素外，尚无任何药物能真正有效地延长哺乳动物的最大寿命。那么，雷帕霉素抗排斥、延缓衰老的秘诀在哪里呢？

科学家们发现，雷帕霉素可阻断一种调节生长和代谢的关键细胞信号通路，在哺乳动物中称为"mTOR 通路"。它就像工厂里的"断路器"，当它激活时，细胞可以生长、分裂、消耗营养素、生成蛋白质；当它关闭时，工厂就进入保护模式，通过"自噬"的方法，使细胞停止生长并进行蛋白质回收。

研究人员认为，限制热量摄入之所以能延长动物的寿命，其中一个原因就在于它可以减缓 mTOR 通路并启动"自噬"。雷帕霉素恰恰能产生同样的效果，同时又不至于让动物因为限制饮食而忍饥挨饿。

经过十几年的研究，雷帕霉素在延缓衰老方面的作用已在动物实验中基本得到证实，绝大多数独立实验都重复出相同的结论。但我们也不能高兴得太早，因为要用在人身上，还需要考虑更多的问题，如代谢副作用等。以阿兹海默病为突破口是目前学界的共识。

需要提醒的是，雷帕霉素在器官移植领域的应用主要是预防排斥反应，其延缓衰老的作用目前只停留在实验阶段，尚未应用于临床。未来如何，还需要更长时间、更深入的研究来考证。

（文：杨橙）

6. 来氟米特是什么药

一位在门诊随访的肾移植患者问我："医生，来氟米特是什么药？我为什么需要吃？这药有什么副作用？"

来氟米特是人工合成的异噁唑类药物，95% 以上在胃肠道和肝脏内分解代谢，其活性代谢产物为丙二酸次氮酰胺（A771726），口服后 6～12 小时内达到血药浓度峰值，主要分布于肝、肾和皮肤组织。A771726 大部分与白蛋白结合（＞95%），并可经肝肠循环被再吸收而造成半衰期（10天）延长。体内的 A771726 有 43% 经尿液排泄，48% 随胆汁经粪便排泄，

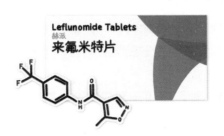

剩余部分在体内进一步代谢，最终从肾脏和胆汁排泄。

A771726 可抑制线粒体内二氢乳酸脱氢酶的活性，使淋巴细胞增殖停止、细胞膜合成受限、抗体和淋巴因子合成分泌受到抑制，从而

抑制淋巴细胞介导的细胞和体液免疫反应。

早在1990年，来氟米特是被用于治疗自身免疫性疾病类风湿关节炎的药物，其通过抑制淋巴细胞增殖和细胞因子表达，以改善关节炎症状。后来陆续发现来氟米特可以改善其他自身免疫性疾病的病情，如系统性红斑狼疮（SLE）等。在器官移植领域，其具有抑制T淋巴细胞、B淋巴细胞的作用，能拮抗细胞性或体液性的急性排斥反应，联合应用小剂量环孢素，可以缓解甚至部分逆转慢性排斥反应。

来氟米特的一大特点是能抑制病毒复制。实验研究发现，其代谢产物A771726可以抑制脐带上皮细胞和成纤维细胞中人类巨细胞病毒（CMV）的传播，该作用不被外源性嘧啶核苷酸逆转，也不影响巨细胞病毒pp65蛋白表达，不同于更昔洛韦等抗病毒药物对病毒DNA转录表达的抑制。在用A771726处理的CMV感染细胞中，胞质中的病毒体形态明显异常，病毒颗粒无法完成组装，这代表受感染细胞里的病毒无法发挥作用。来氟米特的这一特点意味着其对更昔洛韦耐药的巨细胞病毒或难治的人类多瘤病毒（如JC病毒和BK病毒等）都有一定的治疗效果，它也是临床上治疗肾移植术后病毒感染的常用药物。

须慎用来氟米特的情况如下：

① 对其代谢产物过敏者；

② 孕妇及尚未采取可靠避孕措施的孕龄妇女和哺乳期妇女；

③ 有肝脏损害和明确的乙肝或丙肝血清学指标阳性者；

④ 18岁以下的患者。

在肾移植患者中，来氟米特的副作用主要表现为贫血，发生率高且较严重；在肝移植患者中，其副作用以肝酶升高为主。近期有日本学者报道，11名服用来氟米特的患者出现新发或加重的间质性肺炎，但尚未有确切的研究证据表明其直接关联性。

（文：许瀚仁）

三、疫苗

1. 关于肾移植与疫苗接种，你需要知道这些

目前无直接证据表明任何类型的疫苗接种与肾移植术后的排斥反应等并发症相关。

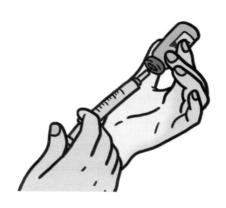

即便如此，由于长期处于免疫抑制状态，肾移植术后患者应尽量避免接种活疫苗。因为活疫苗中或多或少含有病毒等成分，可能使患者发生严重感染，甚至可能危及生命。肾移植术后患者若要接种疫苗，最好接种灭活疫苗或其他类型疫苗（如腺病毒载体疫苗、mRNA 疫苗等）。

关于疫苗接种时间，总结如下：

① 移植前：接受肾移植前，患者应尽量完成所有活疫苗的接种，如麻疹疫苗，腮腺炎疫苗、风疹疫苗、水痘疫苗、卡介苗、带状疱疹活疫苗、流感减毒活疫苗等。但需注意，接种活疫苗后须间隔 4 周以上，才能接受移植手术。

② 移植后：肾移植后可以接种灭活疫苗，如甲肝疫苗、百白破疫苗、肺炎链球菌疫苗和流感灭活疫苗等。尽量在肾移植术后至少 3 个月，且一般情况及肾功能稳定后再接种。

扫码看视频
肾移植术后疫苗
接种

值得一提的是，肾移植术后患者若暴露于特定危险因素或存在暴露风险，如被狗咬伤等，则需要及时接种灭活疫苗，如狂犬病疫苗、脑膜炎球菌疫苗、乙脑灭活疫苗、伤寒沙门菌灭活疫苗等。

需要强调的是，不论肾移植前或后，患者在接种疫苗前，应咨询肾移植专科医生、感染科及预防接种科医生。

（文：张伟韬）

2. 肾移植患者疫苗接种最新进展

感染是肾移植患者常见的并发症和死亡原因。尽管疫苗接种可能会带来一些不良反应，但鉴于目前疫苗的安全性和肾移植术后感染的高发性，接种疫苗仍是肾移植患者预防感染的主要措施之一。

肾移植患者对目前疫苗可预防的疾病具有较高的感染风险，且由于肾移植患者对疫苗的免疫应答低于普通人群，故在肾移植术前，应尽量优化疫苗接种方案。同时，患者的家庭成员、密切接触者和护理人员也应接种相关疫苗，尤其应每年接种流感疫苗。

至今尚不清楚移植后何时接种疫苗最佳，考虑到肾移植术后，特别是肾移植术后早期、排斥反应治疗后或使用利妥昔单抗治疗后，患者的免疫应答会降低，一些移植中心建议患者在移植术后或排斥反应治疗后 3～6 个月再接种疫苗。目前认为，大多数灭活疫苗可在移植后安全接种，不会显著增

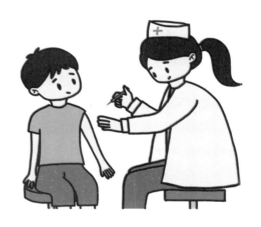

加排斥反应的发生风险；减毒活疫苗因在免疫抑制的情况下存在病毒持续复制的风险，故通常不推荐肾移植患者接种。

美国西北大学的学者提出了关于肾移植患者疫苗接种的临床指南，其中对几种常见疫苗的接种建议如下：

① 流感疫苗：建议所有肾移植患者及其密切接触者、护理人员，每年接种灭活流感疫苗；65 岁及以上的肾移植患者，建议大剂量接种流感灭活疫苗；在肾移植术后或排斥反应治疗后 3～6 个月接种疫苗；如果因当地情况需要较早接种的，可以考虑在初次接种后 4～6 周进行加强接种。

② 肺炎链球菌疫苗：建议所有肾移植患者接种 13 价肺炎链球菌结合疫苗（PCV13）和 23 价肺炎球菌多糖疫苗（PPSV23），65 岁时重复

接种 PCV13。

③ 带状疱疹疫苗：建议所有肾移植患者在移植后 6～12 个月接种带状疱疹疫苗。

④ 其他疫苗：有依库珠单抗使用适应证、预计需要使用的患者应在使用药物至少 2 周前，同时接种 MenACWY（针对脑膜炎奈瑟菌血清群 A、C、W 和 Y 的疫苗）和 MenB（针对脑膜炎奈瑟菌血清群 B 的疫苗）。

（文：王吉妍）

3. 肾移植患者接种流感疫苗的注意事项

肾移植患者由于需要长期服用免疫抑制药物，抵抗力普遍相对较低，在流感流行季节，肾移植患者的发病率和死亡率均会增高，且流感还可能导致或加重肾移植患者的排斥反应。

肾移植患者该如何有效应对流感呢？研究表明，接种流感疫苗是肾移植患者预防流感最有效的方法，且这一方法是安全的。

目前使用的流感疫苗有灭活疫苗和减毒活疫苗。由于接受免疫抑制治疗，肾移植患者对减毒活微生物的清除和抑制能力可能降低，甚至可能在接种后发生严重感染。因此对肾移植患者来说，流感减毒活疫苗是禁止使用的。

流感灭活疫苗在患者接受肾移植手术前后均推荐使用。一项经典的临床试验显示，肾移植患者在接种流感疫苗后，免疫应答率与健康对照者相似。也就是说，肾移植患者接种流感灭活疫苗所得到的保护效果，理论上与未接受过免疫抑制治疗的健康者一致。

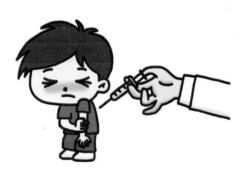

那么，什么时间接种流感疫苗合适呢？为确保接种者在流感流行前获得保护，肾移植术后 1 个月以上、病情较平稳的患者，应在流感流行季节前安排接种。

对流感疫苗中任一成分过敏者，不宜接种；若出现发热等感冒症状，应待感冒症状消失后再接种。

（文：戚贵生）

4. 肾移植患者可以接种新冠病毒疫苗吗

肾移植患者是否可以接种新冠病毒疫苗？答案是，可以接种新冠病毒灭活疫苗。

尽管目前没有足够多的器官移植患者接种新冠病毒疫苗的数据，但加拿大移植协会的指南和美国移植协会的《COVID-19 疫苗常见问题解答表》都建议器官移植患者接种新冠病毒疫苗。

对肾移植患者而言，即使接种了新冠病毒疫苗，也要明白任何疫苗的保护效果都不能达到 100%。肾移植患者在接种新冠病毒疫苗后，仍应继续做好防护措施，如合理佩戴口罩、勤洗手、注意个人卫生等，以预防感染，必要时须配合进行核酸检测。

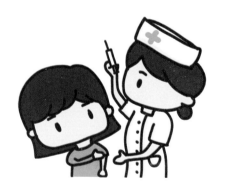

扫码看视频
肾移植术后新冠
病毒疫苗接种
注意事项

（文：高文君）

5. 实体器官移植受者能否接种新冠病毒疫苗

（1）实体器官移植（SOT）受者接种疫苗的总原则

SOT 受者由于长期处于免疫抑制状态，术后应当避免接种活疫苗，但可以接种灭活疫苗。

（2）国际指南的建议

国际移植协会移植疾病感染分会（TTS）发布的《面向移植临床医生的新冠病毒工作指南（2021.03.01 更新版）》建议：

① SOT 受者感染新冠病毒后预后不良，不论过去是否感染过新冠肺炎或新冠病毒抗体阳性，推荐所有 SOT 患受者接种新冠病毒疫苗。

② 移植后接种新冠病毒疫苗的最佳时机尚不明确，建议至少在移植术后或治疗排斥反应 1 个月后再考虑接种。对于接受抗 B 淋巴细胞单抗（利妥昔单抗）或抗 T 淋巴细胞单抗（抗胸腺细胞球蛋白，阿仑单抗）的患者，需要推迟接种，且需要进行感染风险和疫苗接种不良反应等的评估。

③ 目前尚无新冠病毒疫苗与其他疫苗同时接种情况的研究，一些国际指南建议将新冠病毒疫苗与其他疫苗的接种至少间隔两周。目前尚不清楚移植术后抗体是否会持续存在，或者是否需要重新接种疫苗。

④ 不建议检测接种疫苗后的抗体滴度，因为免疫的相关关系还没有明确，且各种试验检测到的滴度也有所不同。

⑤ 接种过新冠病毒疫苗的 SOT 受者应继续遵守所有预防措施，如戴口罩、做好手卫生和保持安全距离等。

⑥ 与健康人相比，SOT 受者对大多数疫苗的反应较弱。最近使用的 T 细胞和 B 细胞消耗剂也与疫苗接种的弱免疫反应有关。

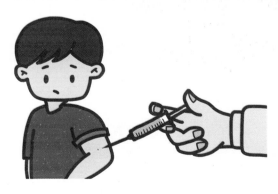

（3）我国指南的建议

国家卫健委于 2021 年 3 月 29 日发布的《新冠病毒疫苗接种技术指

南（第一版）》中，对免疫功能受损人群的建议如下：

① 免疫功能受损人群是感染新冠病毒后的重症、死亡高风险人群。

② 该类人群疫苗接种后的免疫反应及保护效果可能会降低。

③ 建议接种灭活疫苗和重组亚单位疫苗；对于腺病毒载体疫苗，虽然所用载体病毒为复制缺陷型，但既往无同类型疫苗使用的安全性数据，建议经充分告知，个人权衡获益大于风险后接种。

那么，我国的 SOT 受者该如何选择新冠病毒疫苗呢？目前国内共有 5 种新冠病毒疫苗附条件上市和紧急使用，包括 3 种灭活疫苗、1 种腺病毒载体疫苗和 1 种重组亚单位疫苗。SOT 受者可以选择接种灭活疫苗和重组亚单位疫苗，腺病毒载体疫苗由于安全性和有效性数据尚不明确，需谨慎选择。肾移植患者在接种新冠疫苗前，可咨询移植专科医生和预防保健医生。

疫 苗 种 类	接 种 剂 次
新冠病毒灭活疫苗（Vero 细胞）	接种 2 剂，间隔 3 周以上，第 2 剂在 8 周内完成
重组新冠病毒疫苗（5 型腺病毒载体）	接种 1 剂
重组新冠病毒疫苗（CHO 细胞）	接种 3 剂，相邻 2 剂间隔 4 周以上，第 2 剂尽量在接种第 1 剂次后 8 周内完成，第 3 剂尽量在接种第 1 剂次后 6 个月内完成

（文：陈婷婷）

四、其他药物

1. 让血压平稳过冬，合理用药很重要

高血压在肾移植患者中较为常见，肾移植前高血压、原发肾病、轻度水钠潴留、免疫抑制剂副作用、移植肾排斥反应等，都可引起血压升高。尤其在冬季，外界环境温度的下降可刺激人体外周血管收缩，造成

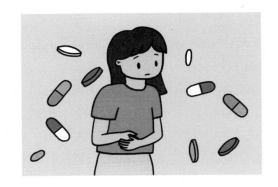

外周血管阻力增加，会进一步加重高血压，使原来控制得较好的血压升高。

治疗高血压目的是平稳降压，减少对靶器官的损伤。冬季血压易升高，应适当调整降压药物，其中有一些问题需要肾移植患者予以注意。

① 某些降压药物会影响免疫抑制剂的血药浓度。比如：地尔硫䓬（恬尔心）可影响环孢素和他克莫司的代谢，升高这两种药的血药浓度。因此，使用恬尔心的患者，在改变恬尔心的剂量时，需要同时监测环孢素和他克莫司的血药浓度，以便及时调整免疫抑制剂的剂量。

② 长期使用利尿剂者要注意体内电解质的平衡。长期使用利尿剂可能影响钠、钾等电解质的代谢及排泄，患者需要定期复查血电解质，以防止发生低钾、高钾血症等情况。

③ 联合使用多种降压药者，更需留意不良反应。部分肾移植患者存在顽固性高血压，需要联合使用 2 种或 2 种以上降压药物。由于各类降压药的作用机制不同，联合应用多种降压药在增加降压效果的同时，副作用也可能随之增加。比如：钙离子拮抗剂（氨氯地平等）可引起心率增快、面部潮红、头痛、下肢水肿等；β 受体阻滞剂（美托洛尔等）对心肌收缩力、房室传导及窦性心律有抑制作用。

肾移植患者不能擅自调整降压药的使用方案，须在就诊后，由医生根据具体情况进行调整。血压控制不良，尤其是服用多种降压药仍不能良好控制血压的肾移植患者，应及时去心内科就诊，接受更专业的降压指导。

（文：林淼）

2. 警惕质子泵抑制剂相关移植后新发糖尿病

质子泵抑制剂（PPI）是名称为"拉唑"的药物，如奥美拉唑、兰索拉唑、雷贝拉唑等，是目前治疗消化性溃疡的常用药，通过高效抑制胃酸分泌，以达到愈合溃疡的目的。

在肾移植围术期，患者通常需要静脉使用大剂量类固醇皮质激素进行免疫诱导及预防急性排斥反应。所谓

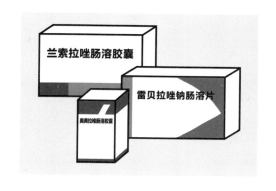

"围术期"，包含术前、术中及术后的一段时间，具体是指从确定手术治疗时起，到与这次手术有关的治疗基本结束为止，一般为术前 5～7 天至术后 7～12 天。

为预防大剂量激素使用相关的消化道溃疡发生风险，医生通常会使用 PPI 进行预防性治疗。同时，在肾移植术后的三联免疫制方案中，霉酚酸酯类药物（如骁悉、赛可平）相关的反酸、胃灼热等消化道不良反应也较常见，患者也需要长期服用 PPI 来缓解症状。

美国食品和药物管理局（FDA）、欧洲药品管理局（EMA）于 2011 年向公众发布消息，警示长期服用 PPI 可导致血中镁含量降低，可能导致严重的低镁血症。低镁血症主要表现为疲劳、手足抽搐、谵妄、惊厥、震颤、腕足痉挛、心跳加速、心悸、心律异常等。

约 24% 的肾移植患者在术后 3 年内出现移植后新发糖尿病（NODAT）。NODAT 患者具有较差的远期移植肾功能，同时伴有移植肾失功、移植后心血管疾病的高风险及高死亡率。已有研究表明，年龄、人种、肥胖、移植肾急性排斥反应、巨细胞病毒（CMV 感染）、丙肝及镁缺乏等，是导致 NODAT 的高危因素。加拿大多伦多大学的一项大样本单中心队列研究，探讨了低镁血症与 NODAT 的关系，研究结果显示，移植后低镁血症是肾移植患者发生 NODAT 的独立危险因素。

因此，我们需要严格把握长期使用 PPI 的适应证。术后长期服用 PPI 的肾移植患者需要定期检测血镁和血糖，警惕 PPI 相关低镁血症的

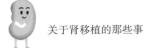

发生及其伴发的 NODAT。

（文：王继纳）

3. 高尿酸血症的治疗

高尿酸血症的诊断标准为：在正常饮食状态下，非同日 2 次空腹血尿酸水平，男性和绝经后女性＞ 420 微摩 / 升，非绝经期女性＞ 360 微摩 / 升。

（1）哪些高尿酸血症需要药物治疗？

肾移植患者使用预防和治疗痛风的药物存在较大风险，根据《中国肾脏疾病高尿酸血症诊治的实践指南（2017 版）》的建议，伴无症状性高尿酸血症的肾移植患者无须进行药物治疗。所谓无症状性高尿酸血症，是指虽然存在高尿酸血症，但没有尿酸盐沉积的症状或体征，如痛风性关节炎、急性和慢性高尿酸性肾病、尿酸性肾结石等。

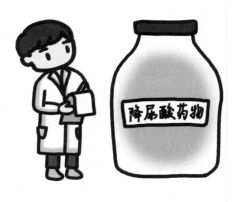

（2）如何合理选择降尿酸药物？

① 秋水仙碱和环孢素都会影响 P-糖蛋白活性，故服用环孢素的肾移植患者，在痛风急性发作期服用秋水仙碱的剂量应限制在 0.5 毫克 / 天，且至少 3 天内不可以重复使用。预防痛风发作时，秋水仙碱的剂量应为每天或隔天 0.25 ～ 0.5 毫克（根据肾功能进行调整）。

P-糖蛋白是一个比较常见的保护细胞免受外来有害分子入侵的分子泵，位于细胞膜上，不停地"搜查"外来的疏水分子，如同守护细胞的"保安"。

② 服用硫唑嘌呤的患者应避免使用别嘌醇和非布司他，否则可能导致严重的骨髓毒性；若使用别嘌醇或非布司他等降尿酸药物，可使用霉酚酸酯替代硫唑嘌呤。

③ 肾功能正常或接近正常的肾移植患者，可考虑使用促进尿酸排泄的药物，如苯溴马隆等。

④ 氯沙坦是唯一有促进尿酸排泄作用的血管紧张素Ⅱ受体拮抗剂，可作为肾移植患者合并高血压和高尿酸血症的联合用药。

需要提醒的是，虽然无症状性高尿酸血症患者不需要进行药物治疗，但是长期的高尿酸血症对移植肾的长期存活还是有不利影响的。高尿酸血症患者需要控制好生活与饮食，如避免摄入高嘌呤食物（动物内脏），控制肉类、海鲜、豆类的摄入，多饮水，避免饮酒及富含果糖的饮料，坚持低盐饮食，进行规律锻炼。

（文：王继纳）

4. 注意！中药也可能引起肾功能损伤

很多人认为，中药天然、无毒、无副作用。然而，"是药三分毒"这句话一点不假。大家应对中药有科学的认识。

目前，一些中药已被证明可导致肾损伤，比如前些年曾引起轰动的植物类中药——马兜铃，其主要成分马兜铃酸会导致慢性肾衰竭，已被禁止使用。除马兜铃外，其他一些中药也对肾脏有损伤作用，应尽量避免服用；若确实需要使用，则必须在医生指导下进行。

可能引起肾损伤的中药如下：

① 植物类中药：雷公藤、草乌、木通、益母草、巴豆、芦荟、大枫子、山慈姑、曼陀罗花、钻地风、夹竹桃、泽泻、苦参、土牛膝、望江南子、棉花子等；

② 动物类中药：斑蝥、鱼胆、海民、蜈蚣、蛇毒等；

③ 矿物类中药：雄黄、朱砂等。

（文：黄尚）

第五章

肾移植术后管理——生活篇

本章主编 / 王继纳　　本章主审 / 贾亦臣

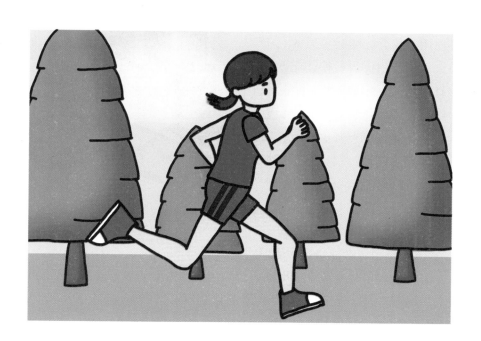

关于肾移植的那些事

一、衣

1. 肾移植患者能染发、烫发吗?

我们不建议肾移植患者染发和烫发。为了保护移植肾，肾友们每天需要服药，使免疫力维持在比较低的水平。正因为如此，肾移植患者是恶性肿瘤的"高危人群"。市面上的染烫产品鱼龙混杂，许多"药水"成分复杂，可能含有致癌物质。一些商家用"纯天然染发剂""植物染发"等"噱头"来吸引顾客，但货品却未必如他们宣传得那么好。肾友们应以身体健康为重，避免接触有害物质。如果实在非常渴望卷发效果，可以在不加"药水"的前提下，使用电卷棒、卷发筒等物理方法处理。

2. 肾移植患者可以化妆吗?

肾移植患者可以化妆，但切莫使用过期、变质或劣质的化妆品。彩妆产品拆封后往往需要在数月内用完。过期化妆品容易滋生细菌，劣质化妆品的质量、卫生均得不到保障，其中的有害物质或细菌可能通过口红、眼影等侵入人体，肾移植患者应远离它们。

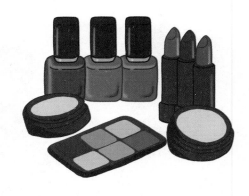

3. 肾移植患者能涂指甲油吗?

肾友们应尽量避免涂指甲油，因为市售的指甲油和染发剂一样，往往含有致癌物质。近期兴起了无刺激性气味的"新型环保指甲油"、水溶性的"可水洗指甲油"和吸引孕妇和儿童的"安全指甲油"，美甲店内更有持久鲜艳的"光疗 qq 甲"，虽然这些指甲油打着"安全"旗号，且确实没有刺鼻气味，但并非完全没有危害。如果不能保证美甲产品的安全性，还是不要涂指甲油为好。

4. 肾移植术后能文眼线、文眉吗？

肾移植患者应避免文身、文眉、文眼线等。因为做这些美容项目时，为了达到牢固的上色效果，必须刺破局部皮肤，容易引起感染。文身工具若消毒不彻底，更可能导致多种传染病，包括乙肝、丙肝、艾滋病等。

5. 肾移植术后如何保持身材？

适当控制饮食加合理运动是保持身材的"王道"，吃减肥药、喝减肥茶等都有风险，更不要轻易尝试各种"代餐"，"7日苹果减肥法""黄瓜减肥法"都不可取，"酵素减肥"更是不靠谱。对肾移植患者而言，保障均衡营养很重要。

（文：胡沐霜）

二、食

1. 肾移植后，饮食上需要注意什么？

（1）少食多餐

少食多餐对肾移植术后患者很重要，特别是术后短期内或伴有糖尿病的患者。基本饮食原则为：从少到多，从稀到稠，适可而止，清淡少盐，低脂低糖。

（2）补充蛋白质

优质动物蛋白质，如鱼、鸡、牛肉、瘦肉、虾等都可以吃，但要适量，不要暴饮暴食。术后康复期，蛋白质的适宜摄入量为 1.2～1.5 克 / 千克体重。体重 60 千克的成年人，每天宜摄入蛋白质 70～90 克。

（3）注意烹调方式

肾移植患者的饮食应清淡，少吃煎、炸食物，限制高胆固醇食物的摄入，如动物内脏、蛋黄、蟹黄、鱼子、猪蹄等，适量食用鸡肉、鱼肉等"白肉"，少食牛肉、羊肉、猪肉等"红肉"。宜选用富含不饱和脂肪酸的油脂，如橄榄油、菜籽油、花生油等。宜采用清蒸、水煮、凉拌、炖等烹调方式。

（4）适量补钙

骨质疏松症是肾移植术后的常见并发症，糖皮质激素、环孢素的使用，以及继发性甲状旁腺功能亢进等，是引起机体缺钙的主要原因。肾移植患者可间歇进食含钙丰富的食品，如牛奶等，以预防骨质疏松症。

菠菜中含有草酸，其能与食物中的钙结合，形成不溶于水的草酸钙，妨碍钙的吸收，并可能增加肾结石的发生风险。因此，肾移植患者应减少菠菜的摄入量。当然，补钙亦不可过量，钙主要由肾脏排泄，以免加重肾脏负担。

（5）注意饮食卫生

肾移植后，由于服用大剂量免疫抑制剂，患者对外界病菌的抵抗能力下降，如果不注意饮食卫生，很容易发生疾病。有条件的话，应尽量在家中用餐，尤其在夏秋季节，生吃蔬菜、瓜果时，一定要清洗干净，谨防病从口入。

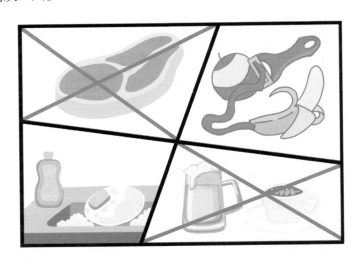

（6）避免食用"补品"

人参、鹿茸、蜂王浆等有助于提高机体免疫力的"补品"，肾移植患者应尽量远离。因为患者术后服用的抗排斥药属于免疫抑制剂，若服用这些补品，可能会增强机体的免疫力，甚至影响移植肾功能。

（7）改变饮食习惯

长期服用类固醇皮质激素易引起消化性溃疡，患者应避免食用对胃肠道有刺激的食物，如咖啡、浓茶、辣椒等，并戒烟、戒酒。尿酸高的患者应避免食用海鲜、动物内脏等富含嘌呤的食物，还应避免饮酒，尤其是啤酒。

扫码看视频

肾移植术后饮食
注意事项

（文：高文君）

2. 肾移植后，可以吃小龙虾吗？

夏天是吃小龙虾的季节，不吃小龙虾，感觉像是过了一个"假"的夏天。肾移植患者可以吃小龙虾吗？在享用小龙虾时，需要注意些什么呢？

首先要告诉大家的是，肾移植术后是可以吃小龙虾的，但需要注意以下方面：

（1）从正规超市或者菜场购买小龙虾

选购小龙虾时，要注意观察，如果小龙虾的背部红亮、干净，腹部绒毛和爪上的毫毛白净，基本可以确定养殖地的水质是干净的，可以购买。我国农业农村部对小龙虾的养殖有明确的标准，从正规商家购买，可以避免买到不符合标准的"黑龙虾"。

（2）烹调前要清洗干净

小龙虾的外壳坚硬，不太容易清洗，可以用小毛刷刷洗，并用大量清水冲洗。虾头容易滋生细菌，腹部和爪上绒毛多，应重点清洁。

（3）避免去不正规的饭店用餐

如果是在外面吃小龙虾，应选择卫生质量过关的正规饭店，勿去街边小摊及大排档等处。

曾有报道称，一些患者因食用了经"洗虾粉"处理的小龙虾而发生横纹肌溶解，进而发生肾功能衰竭。横纹肌溶解症最常见的症状是局部或全

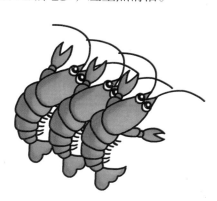

身性肌肉酸痛，当影响到肾脏时，会出现少尿，尿液呈类似"可乐"的颜色。

虽然现有研究表明，以草酸、柠檬酸或亚硫酸钠为主要成分的洗虾粉与横纹肌溶解症无关，但需要注意的是，如果店家使用的是成分不明的"洗虾粉"，则小龙虾的安全性无法保证。

肾移植患者若在食用小龙虾后出现类似横纹肌溶解的症状，应及时去正规医院就诊，避免延误病情。

（文：李佳蔚）

3. 肾移植患者可以吸烟、饮酒吗？

对不少人而言，吸烟、饮酒是生活中的"必需品"，虽然知道这些是不健康的生活习惯，但多年的习惯改起来很难。对肾移植患者而言，还能继续吸烟、饮酒吗？肾移植医生想对你好好说几句。

（1）一定要戒烟

国内外大量研究显示，无论是主动抽烟，还是被动吸"二手烟"，均会对健康造成损害。吸烟已经被证实是许多疾病明确的危险因素。对肾移植患者而言，吸烟不仅会增加冠心病的发生风险，还会进一步增加其原本就已经比正常人发生率高的骨质疏松症、癌症及肺部疾病的发生风险。

因此，无论如何，肾移植患者一定要戒烟！同时，也要尽量请身边的人不要吸烟，以避免被动抽烟。如果烟瘾重、难以自行戒烟，一定要向医生寻求帮助，采取专业措施帮助戒烟。

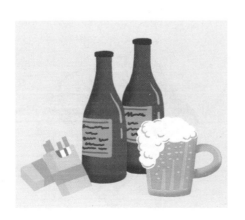

（2）饮酒可能导致严重后果

含酒精（乙醇）饮料的热量及糖含量均较高，啤酒、白酒等均可能导致肝损伤。大家都知道，肝脏是许多药物的主要代谢场所，包括他克莫司、环孢素、霉酚酸酯等重要的免疫抑制药物。这些药物本身就具有一定的肝脏毒性，如果再饮酒，无疑是雪上加霜，进一步加重肝脏的负担。

也就是说，在服用免疫抑制药物的同时大量饮酒，很可能导致严重的肝脏损伤。同时，酒精还可能影响肝脏对免疫抑制药物的代谢，导致免疫抑制药物浓度改变，进而引起移植肾排斥反应或增加药物毒性。

扫码看视频
肾移植患者可以
吸烟、饮酒吗

奉劝肾移植患者切勿饮酒！如实在想饮酒，也务必严格节制。为了健康美好的新生活，烟酒还是戒了吧！

（文：贾亦臣）

4. 肾移植前后，如何进行科学的体重管理

近期，我们肾移植团队的戚医生苦其心志、劳其筋骨，成功"甩肉"50千克，一口气上十楼不带喘的，整个人肉眼可见地瘦了，帅气十足！

言归正传。姑娘小伙要减肥，不一定是爱美，也许是爱肾呢！一项流行病学调查发现，肥胖人群［体质指数（BMI）≥ 30 千克 / 米^2］比正常人群（BMI 介于 18.5～24.9 千克 / 米^2）发生终末期肾病（ESRD）的风险高 3.57 倍。

对活体供肾者、等待肾移植的患者和肾移植术后患者而言，把体重控制在正常范围内，应该成为"终身事业"。

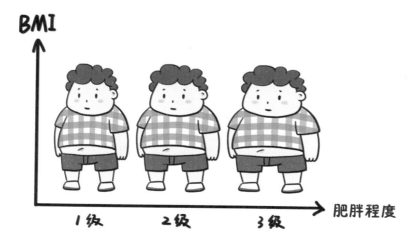

若活体供肾者超重，在捐献一个肾脏后，另一个肾脏的负担会增加。为降低捐献后发生终末期肾病（ESRD）的风险，供肾者需要努力控制好体重。供肾者能有决心捐献一个肾脏，控制体重应该不是难事儿！

在等待肾移植的 ESRD 患者中，肥胖者并不多见，仅有少部分患者 BMI 超标。有些患者由于透析的原因而略有水肿，实际体重并不重。大量研究表明，低 BMI 供肾者捐献给高 BMI 受者，术后移植肾功能将大打折扣。此外，肥胖患者也给手术医生带来挑战，因术中暴露困难，增加了手术难度，延长了手术时间。术后可能发生的伤口脂肪液化，也为术后护理增加了难度。相关研究报道显示，肥胖患者的住院时间更长，费用和并发症的发生率更高。试想，好不容易找到配型合适的捐献亲属，却因 BMI 相差悬殊而导致术后肾功能不理想，不仅辜负了供者的一番苦心，自己也未能获得满意的移植效果，实在可惜！

肾移植术后，控制体重的重要性更不必说。移植受者高 BMI 与多种不良事件相关：肾功能延迟恢复（DGF）、急性排斥反应和移植物失功的发生率显著增加，且发生心血管事件、糖尿病等并发症的风险更高。因此，肾友们术后除遵医嘱按时服药、规律随访以外，控制体重也是重要环节。

移植肾得来不易，珍惜之，保护之。每逢长假及佳节期间，都是"长肉"的大好时节。大家千万要管住嘴，迈开腿，控制好体重，健康生活。

（文：蒋亚梅）

5. 肾移植后，如何避免"高尿酸"

随着饮食结构的改变，普通人群中血尿酸高的情况越来越普遍。而在肾移植患者中，血尿酸高的比例更大。每当遇到血尿酸高的患者，医生经常会叮嘱一句："你要采取低嘌呤饮食，海鲜、肉汤、动物内脏别吃，别喝啤酒和豆浆，荤菜要少吃。"

我们给肾友们准备了四条准则，让大家也能享受美食，过得"不那么憋屈"：

（1）海鲜、啤酒、火锅汤，坚决回避；

（2）鸡鸭鱼肉，一律先切块、再焯水；

（3）只吃肉，不喝汤；

（4）多吃蛋、奶制品。

焯水能"洗掉"一部分嘌呤，切块是为了让它们"洗得更彻底"。但是，这一招不是万能的，海鲜、香菇、肉汤等嘌呤含量过高的食物，还是得回避。

鸡蛋和牛奶的嘌呤含量几乎为零，可以变着花样多吃。若家里煲了汤，大家一定要做那个"胆大吃肉"的人，把肉汤果断地留给家人。蔬菜中，菇类和笋类的嘌呤含量相对较高，也要注意。

推荐几道既美味又不会明显升高血尿酸的菜：

① 回锅肉：沸水中放入猪五花肉，煮7分钟，弃去煮肉水。五花肉切薄片后入锅，加豆瓣酱、尖椒、大葱、青蒜、生抽等，炒熟后即可出锅。

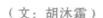

② 白切鸡（羊肉）：水煮烹调既简单又健康，还能带走部分嘌呤。

③ 河虾仁炒蛋：河虾仁焯水后，与鸡蛋同炒，又鲜又香。

④ 家常血豆腐：动物血嘌呤含量很低，加盐或蒸至凝固后切成"血豆腐"，不论是煮汤，还是做成麻辣、红烧口味，都相当鲜美。

⑤ 芝士焗肉酱通心粉：肉末焯水，捞起沥水后，下锅稍煸炒，酌情加入新鲜番茄、胡萝卜丁等，拌入意式番茄酱及自己喜爱的香料，加热至肉酱均匀"冒泡"。通心粉煮软，与肉酱混匀后，放入烤盘，均匀铺上一层芝士，入烤箱烤至芝士熔化即可。

⑥ 双皮奶：主要原料是鸡蛋和牛奶，是一道非常适合高尿酸血症患者的甜点。

（文：**胡沐霖**）

三、住

1. 肾移植患者可以养宠物吗？

服用免疫抑制剂可导致肾移植患者免疫力低下。日常生活中，患者必须小心谨慎地对待一切可能诱发疾病的机会，如养宠物等。小猫、小狗等宠物虽然又萌又可爱，但有很高的传播疾病的风险。

弓形虫感染是由刚地弓形虫引起的人畜共患病，主要感染猫科动物，侵犯其眼、脑、心脏、肝脏和淋巴结等器官。患者常因食入被猫粪中的感染性卵囊污染的水和食物，或未煮熟的含有包囊的肉、蛋和奶类制品而被感染。另外，猫的唾液中也有弓形虫，可通过逗玩、舔舐等亲密接触经破损的皮肤进入人体。一般来说，弓形虫感染在正常人群中为机会性感染。肾移植后患者由于长期服用免疫抑制剂，处于免疫力低下状态，发生获得性感染的风险大大增加。

各种器官移植患者均可发生弓形虫感染，心脏或心肺移植患者的感染率最高，肾移植其次。器官移植术后弓形虫感染的临床表现因患者的免疫功能受损程度不同而分为局限性感染和全身性感染。

弓形虫感染以淋巴结炎最多，最常感染的部位是颈部或腋窝淋巴结，也可引起腹膜后或肠系膜淋巴结感染，表现为淋巴结肿大、质韧、大小不一，但无压痛、无脓肿。

发生全身感染后，患者常有发热、皮肤斑丘疹；累及肌肉时，可有肌痛；累及神经系统时，可有头痛、呕吐、谵妄等。若患者在术后1～2个月出现脑炎、脑膜脑炎、癫痫和精神异常，应警惕中枢神经系统弓形虫感染可能。

弓形虫病的临床表现复杂，诊断较难，确诊有赖于实验室检查。

肾移植患者由于服用免疫抑制药物，产生抗体的能力明显下降，检测血清抗体的阳性率较低。用 PCR 法检测弓形虫抗原是一个简单易行、相对敏感的方法。也有从患者的血液、脑脊液、肺泡灌洗液涂片染色及心肺组织中分离出弓形虫的报道。

目前公认有效的治疗弓形虫感染的药物是乙胺嘧啶和磺胺嘧啶，螺旋霉素为二线药物。针对眼或大脑的弓形虫感染，可以应用肾上腺皮质激素，以防治脑水肿。

　　预防弓形虫感染的主要措施是控制传染源，肾移植患者家中最好不要养猫、狗等宠物。如饲养宠物，应定期对带宠物体检、注射疫苗等。此外，还要切断传播途径，包括减少与猫狗的密切接触，尤其要防止被其舔舐；管理好猫狗的粪便，勿使其污染食物和饮水；不吃未煮熟的肉类、蛋等。

　　且看安全养宠物的九大"金规"！

　　① 勤洗手，尤其在吃东西前。

　　② 注意保持宠物的卫生。

　　③ 控制宠物的活动范围，保持宠物餐具等的洁净。

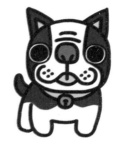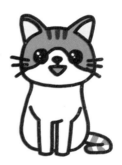

　　④ 不要让宠物舔你的脸。

　　⑤ 不要接触宠物的任何体液或排泄物；清洁宠物时，必须戴上塑胶手套，并使用杀菌剂。

　　⑥ "喵星人"（猫）较易携带弓形虫，并可通过排泄物传染给人。宠物猫的排便器应远离厨房及餐厅，须每天清洁，并定期消毒；做完清洁工作后，一定要洗手。

扫码看视频

肾移植患者
可以养宠物吗

　　⑦ 定期给宠物注射疫苗。

　　⑧ 尽量不要养禽类宠物。

　　⑨ 宠物患病时，应与其保持有效的隔离。

（文：张潮、朱冬）

2. 肾移植后，如何营造健康的生活环境

　　免疫抑制药物的服用会使肾移植患者的免疫力有所下降，相比一般人群更容易发生感染。所以，肾移植科医生都会在患者出院前反复叮嘱：尽量避免出入人多的场所，在家也必须注重环境卫生；如果养宠物或植物，需要格外关注个人卫生。

日常生活中接触到的动植物都可能藏匿着众多病原体，如细菌、病毒、寄生虫、蜱、螨等。猫身上可能有弓形虫，很容易传染给免疫力低下的人，如肾移植患者等。

肾移植术后患者应尽量少接触或不接触各类宠物。如果家中豢养宠物，患者一定要特别注意自己和宠物的卫生，重视清洁工作。

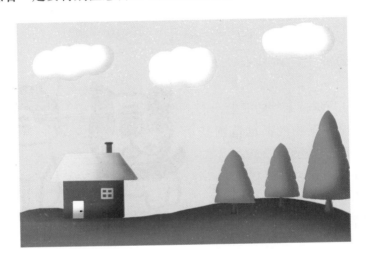

居住在农村的患者，应尽量少干农活，不要太疲劳；每天做完农活后，一定要注意个人卫生，勤洗手，尽可能远离牲畜的圈舍区域，避免罹患人畜共患病。

健康的身体来自健康的环境，注意环境卫生才可以获得更好的生活质量，这对肾移植术后患者而言尤为重要。

（文：张乐希）

四、行

1. 肾移植后，如何合理安排运动

适量运动对肾移植患者十分重要。肾移植术后，患者因疲惫、抑

郁、免疫抑制剂副作用、缺乏临床指导等原因，常久坐或卧床，缺乏体育锻炼，导致运动能力下降，这些都可能引起一系列问题，如超重、肥胖、糖尿病、高血压等，最终可能导致心血管事件、移植物失功，甚至死亡。

　　事实上，合理、规律、适量的体育锻炼不仅有益于心理健康、防止肌肉萎缩、促进术后恢复，还可以改善患者的血脂、血压和胰岛素敏感性，提高生活质量。研究表明，当采用有氧运动或抗阻训练作为干预手段时，大多数患者的肌肉力量、心肺功能和生活质量都得到改善。

　　虽然关于体能锻炼对肾移植患者的益处和危害的临床证据尚不充分，运动类型、强度、频率等与肾移植患者预后之间的关系仍有待长期、大规模临床研究证实，但考虑到其对心血管并发症的预防作用，仍然认为在一定时间内进行合理的运动对肾移植患者具有积极影响。

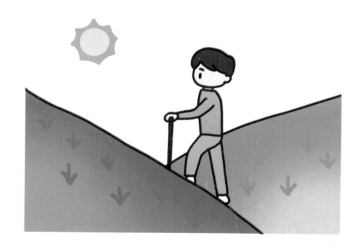

　　没有严重并发症的肾移植患者应坚持适量体育锻炼。那么，肾移植术后患者该怎么运动呢？

　　患者可选择的运动方式很多，可以是每周 3～5 次、每次 30 分钟左右的有氧运动，如散步、爬山、慢跑等；也可以是有计划、强度适宜的抗阻力训练，如举哑铃、俯卧撑等。宜选择温和、中低强度的运动方式，不宜参加竞技比赛和剧烈运动。注意事项如下：

① 术后 2～3 个月，根据自身恢复情况，可开始体育锻炼，运动强度应循序渐进。

② 选择舒适、安静、安全的运动环境，运动前做好热身。

③ 运动中注意自身反应，呼吸、心跳是否在可接受的范围内，是否有不适；如感到疲惫，应及时降低运动强度或停止运动。

④ 做好安全防护工作，避免运动时挤压、撞击手术区。

⑤ 运动后，应充分休息，补充营养，注意保暖，预防感染。

⑥ 出现任何不适，应及时就医。

（文：王吉妍）

2. 肾移植后，如何保持规律作息

睡眠对每个人都很重要，对肾移植患者来说，则显得尤为重要。在 2015 年"全美肾脏周"会议上，来自美国哈佛大学医学院附属布莱根妇女医院的麦克米伦博士及其同事宣布了一项新发现：睡眠不足可导致肾功能快速下降。该团队经过研究发现，人体器官功能的发挥与人体自然节律（生物钟）密切相关，而人体生物钟的根本是保持有规律的睡眠-清醒周期；如果破坏了这种自然周期，肾功能就可能会受到不良影响。

这项研究提醒广大肾友们：一定要保持规律作息，按时服药，避免移植肾功能的丢失。

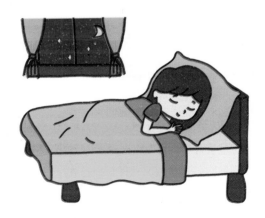

充足睡眠不熬夜，健康的体魄来自良好的睡眠。良好的睡眠对恢复体力、脑力，以及调整新陈代谢，都具有重要作用。睡眠时，可以使身体得到休息和放松，避免因过度疲劳而患病。在睡眠状态下，大脑也可以得到充分休息。

研究发现，长时间熬夜和睡眠缺乏会导致记忆力下降，足量的睡眠对大脑是十分重要的。睡觉时，身体各系统、组织细胞的能量合成和储备都有所增加，白天活动造成的能量消耗可以在晚间得到良好补充。

对广大肾友而言，规律和充足的睡眠更有利于健康。由于移植后状态及免疫抑制剂的服用，肾移植术后患者对外界环境的抵抗能力有所下降，机体内环境的自稳能力也低于普通人。充足的睡眠能够帮助恢复体力，稳定体内的新陈代谢；而规律的作息，更利于患者控制服药时间。

（文：李佳薇）

3. 如何判断移植肾的健康状态

（1）做好术后观察和记录

术后排斥反应常有以下表现：发热、尿量减少、体重增加、移植肾部位疼痛或不适、食欲减退、全身酸痛、心动过速、情绪不稳、血肌酐及尿素氮增高等。大家需要准备体温表、血压计、心率和血氧饱和度监测仪、量杯、体重秤、笔记本等，以便进行观察和记录。记录内容如下：

① 血压：每日测 2 次血压（固定时间，固定部位，固定血压计）并记录；

② 尿量：记 24 小时尿量，注意尿量变化与入水量的关系；

③ 体重：体重最好控制在标准体重 [身高（厘米）−105]（千克），既能减少服药剂量，又能减少副作用；

④ 体温：每日 2 次（晨起和午后）；

⑤ 自我触诊：检查移植肾大小、软硬度、有无压痛。

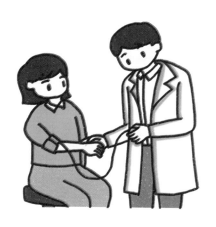

此外，还要记录服药的种类和剂量、每次的检查结果等。这些数据均有利于医生合理调整药物，复诊时须

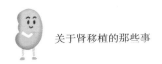

携带这些记录。

（2）定期复查及随访

① 复查程序：上午 8 时服药前，空腹到医院检验科抽血（监测环孢素峰浓度的患者应在服用环孢素后 2 小时采血），并按规定时间到肾移植随访门诊复查。

② 复查内容：血常规、尿常规、肝肾功能、电解质、血糖、血脂、免疫抑制剂药物浓度，等等。

③ 复查周期：术后 3 个月内，每周 1 次；术后 3～6 个月，每 2 周 1 次；术后 6～12 个月，每月 1 次。每年拍 X 线胸片、髋关节 X 线片各 1 次。每年做移植肾彩超至少 1 次。出现异常情况时，应密切随访；如有病情变化，须及时复诊。随访要规律，千万不能因为自我感觉良好而麻痹大意。

（3）预防感染

肾移植术后，患者面临的感染威胁特别大，应做到以下几点：保持室内清洁、空气新鲜、温度适宜；经常通风换气，尽量减少来客或串门；定期用紫外线消毒灭菌；少去人员密集场所，出门戴好口罩；保持个人卫生，注意预防感冒。

（文：李佳薇）

4. 肾移植患者可以外出旅行吗

肾移植患者可以带着宝贵的肾脏一起愉快地旅行吗？答案是：可以！

患者做肾移植就是为了拥有更好的生活，充分享受生活是绝对没错的。但是，旅途中有一些注意事项，大家千万别忘了。

（1）注意带足药物

肾移植患者每天规律服药是十分必要的，无论去哪里游玩，一定不能忘记按时吃药，游玩途中也不能因一时开心而漏服药物。由于免疫抑制剂购买不便，故最好多带几天的药量，以免因行程临时改变而导致药物"断档"。

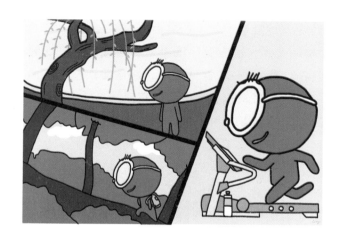

（2）饮食要注意

出门在外，吃饭可能不是那么规律，各种小吃又让人垂涎欲滴。肾友们在旅途中应尽量保持正常饮食，不要有很大改变，街头的特色小吃可以适当品尝一些，但不要过度。

（3）注意气候变化

旅途中的天气变化同样是肾友们需要格外注意的。由于长期服用免疫抑制剂，肾友们的免疫力低于常人，旅途中尤其需要注意气候变化，根据温度选择合适的衣服，并带几件备用衣物，以免受凉感冒。

（4）其他

避免去人流过多的地方；如果要去人口密集区域，一定要戴上口罩。

（文：李佳薇）

5. 移植后，可以去藏区旅游吗

神秘的西藏，离天际最近的地方，有巍峨连绵的雪山、圣洁清澈的圣湖。很多人都渴望去那里看看，包括部分肾移植患者。然而，西藏地处高海拔地区，平均海拔在 4 000 米以上，"高原反应"往往令肾移植患者顾虑重重。其实，只要做好充分的准备工作，肾移植患者也可以去藏区旅游。

笔者曾跟随国家医疗队进行援藏工作，以下谈谈关于到藏区旅游观光需要了解的知识和注意事项。

（1）什么是高原反应？

高原反应是人体为适应低压低氧的高原环境而出现的一种应激反应，是初到高原地区的一种常见现象。常见症状包括头痛、头晕、胸闷、气促、失眠、食欲减退、疲倦、恶心呕吐、呼吸困难等，严重者会出现急性高山病、高原脑水肿、高原肺水肿等高原病，如果得不到及时救治，可能会危及生命。不过，高原病的发生率较低，大家不必过分紧张，姑且把高原反应当成到高原后的一种初体验。

（2）哪些人不适合去高原地区？

出发前，患者应先去医院呼吸科或高原门诊进行健康体检和咨询。不过，目前尚无确切的遗传学及生理学指标来预测个体发生高原病的可能性。

目前认为，有以下情况者不宜到高原地区旅游观光，尤其是进入海拔 3 000 米以上的地区：

① 既往发生过急性高山病、高原肺水肿、高原脑水肿者；

② 患有影响肺通气、换气及携氧能力的呼吸系统疾病者，如慢性阻塞性肺疾病（COPD）、限制性肺病、囊泡性纤维症、支气管扩张、肺气肿、肺炎、尘肺、肺动脉高压等；

③ 患有各种血液病者，尤其是镰状细胞贫血等各类患者；

④ 患有器质性心脏病、先天性心脏病（包括右向左分流）者；

⑤ 患有神经肌肉疾病者，如重症肌无力、多发性肌炎、周期性瘫痪、肌营养不良、代谢性肌病等；

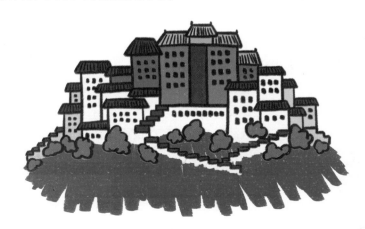

⑥ 合并妊高症的孕妇；

⑦ 患重症感冒、上呼吸道感染者，在病愈前应暂缓进入高原地区。

（3）到达高原地区后，有哪些注意事项？

① 放松心态，避免紧张。刚到高原地区时，几乎每个人都有不同程度的头痛、气短、胸闷等缺氧症状，这是正常现象，一般 3～5 天后，上述症状会逐渐好转或消失。

② 减少活动，卧床休息。乘飞机进入高原地区时，高原反应的症状大多会在 12 小时左右出现，切记不要剧烈运动，应尽量卧床休息。

③ 减少吸氧，尽快适应。如果高原反应不严重，最好不要吸氧，因为吸氧虽然可以暂时缓解头痛、胸闷、气短等症状，但停止吸氧后，症状又会重新出现，不仅延长了适应高原环境的时间，也容易对氧气形成依赖。

④ 补充能量、水和钠。进入高原地区后，要多吃富含碳水化合物、易消化的食物，但不宜过饱；适量饮水，注意补充钠盐，避免发生低钠血症。

⑤ 避免饮酒，保证良好睡眠。进入高原地区初期，如果因头痛而导致夜间睡眠较浅或多次醒来，可服用对乙酰氨基酚（如散利痛等）等止痛药、唑吡坦（如思诺思）等作用较轻的安眠药，以提高睡眠质量，恢复体力。

⑥ 注意保暖，避免感冒。初到高原的前 3 天，尽量不要洗澡，以免受凉引起感冒。感冒是急性高原肺水肿的主要诱因，且在高原缺氧状态下，感冒不容易痊愈。

一根根洁白的哈达，一杯杯浓郁的酥油茶，一碗碗醇香的青稞酒，一句句深情的"扎西得勒"，都在藏区等着你的到来。做好准备，收拾好行装，去感受藏区的自然风光和风土人情吧！

（文：王继纳）

6. 养成良好的生活习惯

保持正常的移植肾功能，提高移植肾的长期存活率是肾移植专科医生面临的重要课题。肾移植基础研究的进展、新型药物的研制、手术方式的改进、移植后随访工作的深入，均有效提高了肾移植手术的成功率，延长了移植肾的存活时间。

但是，有一个重要因素常常被忽视，那就是肾移植患者良好的生活习惯。健康的生活方式可以避免及减少并发症的发生，延缓移植肾失功。作为患者，除手术和出现严重并发症时需要入院治疗外，其他时间都不在医生的管控之下。所以，自觉保持良好的生活习惯至关重要。

（1）规律起居，定时服药

肾移植术后最大的变化是患者每天需要服用免疫抑制药物。考虑到这类药物的作用时间和疗效，定时服药非常重要。

① 免疫抑制药物一般都需要间隔 12 小时服用，为保证服药时间的准确性，患者必须保持规律作息，保证充足睡眠。临床研究发现，不按时睡觉及规律起床的患者漏服和错服药物的比例明显增加。

② 免疫抑制药物的吸收及血药浓度与进食的关系密切，尤其是他克莫司，宜餐前 1 小时或餐后 2 小时服用，否则药物浓度波动较大，容易发生排斥反应或药物中毒。

（2）戒酒戒烟，清淡饮食

吸烟和饮酒所引起的心脑血管并发症在肾移植患者中非常普遍，故患者需要戒酒、戒烟。研究表明，吸烟对肾移植患者的危害非常大，吸烟者肺功能明显下降，麻醉及手术风险增加，术后更容易发生肺部感染，甚至导致移植肾带功死亡。吸烟还会引起血红蛋白异常升高，增加肾移植患者卒中的发生率及死亡率。

由于长期服用免疫抑制药物会增加高血压、血脂异常及糖尿病的发生率，故患者需要坚持低盐、低脂、少油、少糖的清淡饮食。

（3）监测血压、血糖，规律服药

我国高血压的发病率非常高，且有相当一部分尿毒症是由高血压导致的，这就要求肾移植术后患者密切监测血压。同时，高血压也是移植肾排斥反应、移植肾动脉狭窄及移植肾功能下降的早期表现及并发症。很多高血压患者早期无明显症状，只有通过测量血压才能被发现，因此，肾移植患者术后定期测量血压十分重要。一旦出现高血压，需要采取限制盐摄入、适度增加活动量、减轻体重、保证睡眠等措施；如果血压仍无明显改善，患者应及时就诊，寻找原因，并在医生指导下服用降压药物进行治疗。以下是肾友们常见的认识误区，应注意避免：

① 不少肾友认为自己是肾性高血压，肾移植后，肾功能正常了，血压就应该恢复正常了。实际上，不是所有肾性高血压都能随着肾移植而改善，且肾移植后其他原因导致的血压增高也很常见。

② 先量血压再服药，血压高就服药，正常就不服药。这么做危害更大，血压大幅波动对血管的损伤更严重。正确的做法是，在医生指导下，根据血压控制情况调整药物用量及种类，保证平稳降压。

（4）保持心情愉快，舒缓压力

研究证实，很多疾病与情绪相关，负面的精神状态不仅不利于移植肾功能的恢复，还会增加并发症的发生率及死亡率。所以，肾移植患者应保持心情愉悦，适度运动，有良好的兴趣爱好，做力所能及的工作。

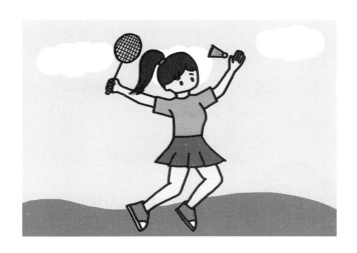

选择了肾移植，就等于选择了健康的生活方式，单靠医生、护士的努力，效果是非常有限的。不健康的生活方式会导致严重并发症，到时候失去的可能不只是肾功能，而是要付出生命的代价了。

（文：曾毅刚）

五、生育

1. 肾移植患者生育状况简介

目前，尿毒症的患病人群越来越趋于年轻化，很多慢性肾功能不全患者在生育期或生育期前，就已经发展到了尿毒症阶段，不得不进行肾移植。对于这些人而言，生命历程还很长，结婚、生育等各种问题都需要面对。肾移植患者可以结婚，也可以生育，但生育前必须与移植专科医生认真协商，共同制订计划。

男性肾移植患者只要在专业医生的建议下做好孕前检查，就可以准备生育。女性肾移植患者的情况就复杂一些。

早在 1958 年，莫里（Murray）等就在世界上首次报道了肾移植术后成功妊娠的案例，并发表在医学权威期刊《新英格兰医学杂志》上。尽管器官移植患者妊娠存在较大风险，但随着器官移植的广泛开展及患者生育需求的持续增加，女性移植患者成功生育的经验在全球范围内不断积累。据统计，全球器官移植患者成功生育的数量已超过1.5 万名。

妊娠、生育对移植肾有影响吗？妊娠会增加移植肾的负担，但是否对移植肾有长期不良影响仍有争论。目前的研究表明，肾移植患者的血肌酐、蛋白尿水平，血压，以及移植与妊娠的间隔时间等，是影响移植肾预后的重要因素，但在一定条件下，妊娠本身对移植肾的长期功能和存活无明显影响。因此，肾移植术后妊娠时机的选择非常重要。

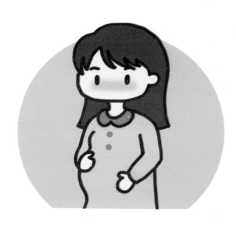

女性患者术后何时能妊娠、生育，目前尚无统一的答案。目前建议，女性患者在移植肾功能稳定 2 年以后，可考虑妊娠及生

育。理想的状况是，在采用维持剂量的免疫抑制剂情况下，无排斥反应征象，肾功能稳定，合并的其他疾病（如高血压、糖尿病等）已得到良好控制。

（文：戚贵生、胡沐霜）

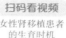

扫码看视频
女性肾移植患者
的生育时机

2. 女性肾移植患者生育指南

在肾移植患者中，有相当一部分是未曾生育的育龄期女性。对她们而言，是否可以生育一个健康的宝宝，是一个重要话题。肾移植女性患者怀孕以后，孕期母体、胎儿和移植肾都会遭遇不小的威胁：

① 由于移植肾位于髂窝，容易受到妊娠后期增大子宫的压迫，使肾脏负担加重；

② 妊娠后，移植肾的负担加重，慢性排斥反应的发生风险会增加，感染率亦可能升高；

③ 妊娠过程中可能发生流产、早产、妊娠高血压综合征等并发症；

④ 分娩后，移植肾功能虽能得到改善，但也有一部分患者的肾功能难以恢复正常。

基于以上因素，医生一般都建议女性肾移植患者慎重考虑生育问题。

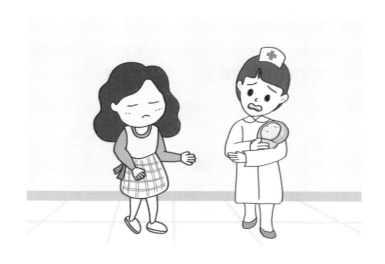

有强烈生育要求的女性患者，一般应具备以下条件，方可考虑妊娠：

① 肾移植术后 2 年以上，全身状况良好；

② 无移植肾排斥反应发生；

③ 移植肾功能稳定，血清肌酐 < 133 微摩 / 升；

④ 年龄在 35 周岁以下；

⑤ 血压正常，或采用最小剂量降压药（一种降压药）时，血压 ≤ 140/90 毫米汞柱；

⑥ 蛋白尿 < 500 毫克 /24 小时；

扫码看视频

女性肾移植患者
的生育问题

⑦ 移植肾超声检查正常，无移植肾积水；

⑧ 免疫抑制药减少到维持量：泼尼松 ≤ 10 毫克 / 天，硫唑嘌呤 ≤ 50 毫克 / 天，环孢素 A ≤ 3 毫克 / 千克体重 / 天；

⑨ 在计划受孕前 6 周，停用吗替麦考酚酯和西罗莫司。

（文：戚贵生、李佳薇）

3. 男性肾移植患者生育指南

男性肾移植患者生育的限制较少，需完善精液质量分析等相关检查，必要时可在医生指导下调整免疫抑制方案，以最大限度地减少免疫抑制剂对精子质量的影响。

目前，国内外已有很多肾移植后成功生育的案例，如果肾移植患者有生育要求，可与肾移植专科医生和产科医生协商，制订合理的计划。

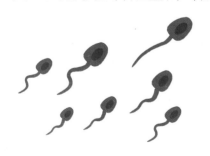

扫码看视频

肾移植患者可以
生育吗

（文：戚贵生）

4. 肾移植后性生活

肾移植术后，慢性肾功能衰竭时出现的性功能障碍会随着肾功能的恢复而有不同程度的好转。一般认为，肾移植成功的患者，在肾移植3个月后，可有正常的性生活。

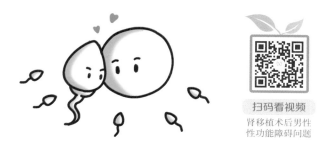

扫码看视频
肾移植术后男性
性功能障碍问题

（文：戚贵生）

5. 肾移植后避孕

绝大多数肾移植患者的伴侣都是相对健康的，为预防意外妊娠，避孕的事应由他们来"挑大梁"。

（1）男性避孕

① 绝育：已生育子女且不考虑再生育的家庭，可考虑进行绝育手术。男性绝育术创伤小，操作便捷，不影响性能力，也不影响工作和生活。女性绝育相对复杂一些，术后需要一定时间的恢复。如果妻

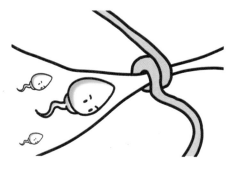

子做过肾移植，那么绝育手术对她而言就更复杂了。

② 避孕套：正确使用避孕套，不但避孕失败率低，还可预防一部分性传播疾病。缺点是有少数女性对乳胶过敏，使用方法不正确的情况也比较常见。

（2）女性避孕

① 宫内节育器：这是适合已生育的育龄期妇女的长效避孕手段。

传统的宫内节育器常导致月经量增多，部分新型宫内节育器不但不会导致月经量增多，还能减少月经量和避免子宫内膜过度增生。宫内节育器必须由妇科医生操作，放置当天需要休息，有一定的脱落率和宫外孕等可能。

② 含雌、孕激素的避孕药：包括短效口服避孕药、避孕针、探亲避孕药等。由于此类药物含有雌激素，长期服用此类药物虽然能保护子宫内膜，降低部分妇科肿瘤的发生风险，但会增加静脉血栓和乳腺肿瘤的发生风险，女性肾移植患者不宜使用。对 40 岁以下的健康女性而言，短效口服避孕药是非常安全的避孕方法，正确服用后的避孕成功率几乎为 100%，且停药后生育能力很快恢复。

③ 只含孕激素的避孕药：避免了雌激素所带来的肿瘤和血栓风险，还能缓解痛经和子宫内膜异位症。部分女性服用后有恶心、呕吐、头晕等不适。

（文：胡沐霜、戚贵生）

六、随访、诊疗

1. 出院后如何进行门诊随访

成功的外科手术只是"万里长征第一步"，要"打赢这场持久战"，关键要做好术后随访工作。

（1）为何要定期随访？

移植了他人的肾脏后，患者如果不服用免疫抑制剂，机体的免疫系统会对移植肾产生排斥反应。所谓排斥反应，是指肾移植患者进行同种异体组织或器官移植后，外来的组织或器官等移植物作为一种"异己成分"，会被受者的免疫系统识别，进而发起针对移植物的攻击、破坏和清除的免疫学反应。

移植肾要想长期存活，排斥反应是一大障碍，只有解决了排斥问题，才能确保移植肾功能正常。肾移植患者出院后，积极预防和及时处理急、慢性排斥反应是很重要的。

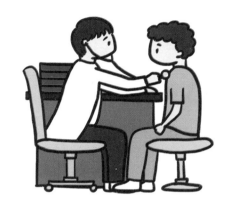

因此，患者一定要坚持定期复查，以便医生能通过观察检验指标的变化，判断免疫抑制剂方案是否合理，一旦发现问题，可以及时处理，从而使一部分患者移植肾功能的恶化由不可逆转变为可以逆转，将排斥的病理损害控制在最低限度，延长移植肾的存活时间。

患者千万不能有"肾移植手术成功就万事大吉"的想法，更不能对术后的随访和治疗掉以轻心，必须按医嘱服药、复查及随访，千万不能等感到不舒服了，再想到找医生。因为这时候往往为时已晚，甚至已失去了治疗机会。类似的惨痛教训在临床上屡见不鲜。

（2）随访的内容是什么？

不同医院的肾移植中心，随访的具体内容有所不同，一般应包括：

① 自觉症状、体温、血压、尿量、体重变化等；

② 血常规、尿常规、肝功能、肾功能、电解质、血糖、血脂、免疫抑制剂的血药浓度，必要时需要做胸部 CT 检查、移植肾超声检查等。

（3）随访时间如何安排？

以复旦大学附属中山医院为例，肾移植患者术后前 3 个月，需每周随访 1 次；术后 4～6 个月，每 2 周随访 1 次；6 个月后，每个月随访 1 次。当然，主治医师也可根据患者的具体情况决定随访的频率。

（文：郑龙）

2. 出现蛋白尿如何处理

当看到尿常规检查报告中的"蛋白"为阳性后，大多数肾移植患者都会感到很紧张，很想知道这种情况要不要紧？该怎么治疗？

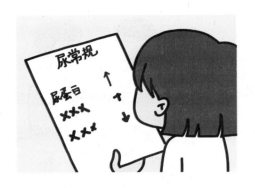

尿常规检查中，"蛋白"这项为阳性，并不一定就是蛋白尿。尿液中的蛋白质含量须＞150毫克/24小时，才称为蛋白尿；尿蛋白含量≥3.5克/24小时，为大量蛋白尿。

正常人尿液中是含有少量蛋白质的。在肾小球的滤过作用和肾小管的重吸收作用下，尿液中的蛋白质含量较少，24小时尿蛋白含量一般在150毫克以下。当尿液中有红细胞或白细胞时，尿常规检查中的"蛋白"这项也经常是阳性的，因为红细胞、白细胞会造成假性的"蛋白尿"。

当尿常规提示"蛋白"为阳性时，患者不要过分紧张，可进一步检测24小时尿蛋白含量：若低于150毫克，可继续随访；若高于150毫克，可确诊为蛋白尿。

对肾移植患者而言，出现蛋白尿往往提示移植肾出现了问题，如先前导致尿毒症的肾病复发、移植肾排斥反应、免疫抑制剂的毒性损伤、慢性移植肾损伤等。蛋白尿是移植肾损伤的典型症状之一，但尿蛋白的多少并不能体现移植肾损伤的病情轻重，两者之间没有必然联系。

为查明蛋白尿的原因，患者应进一步接受移植肾穿刺活检。病理检查结果对查明蛋白尿的原因至关重要，医生可以根据不同的原因，采取针对性治疗，有效提高治疗效果。

需要提醒的是，出现蛋白尿并不是给移植肾"判刑"了，只是提示移植肾可能出现了问题，患者应尽早去肾移植专科门诊接受进一步检查和治疗。只要早期诊断、早期治疗，蛋白尿还是有可能消失的。

（文：郑龙）

3. 移植肾穿刺活检有必要做吗

血肌酐升高和蛋白尿是广大肾友们最担心的问题。当出现这两种情况后，医生往往会建议患者做一次移植肾穿刺活检。

移植肾穿刺活检是在局麻下，通过 B 超引导，利用半自动活检针来获取少量移植肾组织用于病理诊断的检查。

移植肾穿刺活检是目前判断移植肾"病情"最重要的方法之一，能有效鉴别移植肾排斥反应、药物毒性损伤和病毒感染等，为进一步治疗提供可靠依据。

由于移植肾穿刺活检是有创的，故术前必要的准备工作不可少。其中，凝血功能是必查项目，移植肾彩超等检查为可选检查项目。

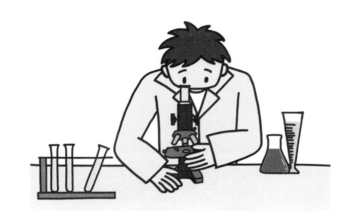

移植肾穿刺活检后，多久可以出院？不同患者的病情不同，住院时间也不一样，医生一般会根据经验初步评估穿刺标本的病理检查是否需要加急。对需要加急的患者，病理科一般在穿刺活检次日出具初步的病理报告；若病理报告提示有排斥反应等情况，需要尽快开始针对性治疗，住院时间视病情而定。无需加急出具病理报告的患者，一般次日即可出院，后续治疗视最终病理报告而定。

移植肾穿刺活检后有哪些注意事项？由于移植肾穿刺活检是有创检查，且移植肾的血供通常较为丰富，存在一定的出血风险，故患者在活检后须保持绝对卧床 6 小时，穿刺点处须加压包扎，并绑上腹带。穿刺活检后 1 周内，应避免剧烈运动。

移植肾穿刺活检对移植肾有损伤吗？正常成年人的一个肾脏内有

扫码看视频
移植肾穿刺活检
有必要做吗

约 100 万个肾小球，为保证穿刺活检病理检查的可靠性，医生一般会取 2～3 条长 1 厘米、直径 1 毫米左右的肾脏组织（每条组织包含 10～20 个肾小球）。也就是说，穿刺活检对移植肾的影响微乎其微，几乎可以忽略不计。

（文：郑龙）

4. 移植肾功能丢失后，有必要切除吗

虽然新型、强效免疫制剂的应用使移植肾急性排斥的发生风险明显降低，但令人遗憾的是，移植肾的长期存活率并没有得到显著提高。据统计，肾移植手术 1 年后，慢性移植肾功能丢失的发生率以平均每年 4%～6% 的速度逐年递增。移植肾功能丢失，继而回归透析治疗，是部分肾移植患者不得不面对的问题。

移植肾功能丢失后，从理论上来说，患者就没有必要再继续服用免疫抑制剂了。而停用免疫抑制剂可能导致移植肾的排斥反应，那就需要切除移植肾。统计数据显示，免疫抑制方案中包含环孢素的患者，无功能移植肾在停用免疫抑制后需要切除的比例为 20%～65%，这可能与环孢素不利于诱导免疫耐受有关。

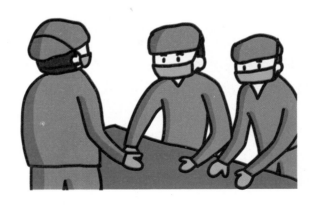

那么，哪些患者需要切除无功能的移植肾呢？

（1）出现移植肾排斥反应或移植肾坏死相关症状和并发症患者

停用免疫抑制剂后，患者可出现移植肾排斥反应或移植肾坏死相关的症状和并发症，包括移植肾区疼痛、发热、血尿、局部水肿、感染等明显的症状，以及体重下降、疲乏、贫血、胃肠道不适、神经系统功能紊乱、促红细胞生成素（EPO）抵抗等不明显的症状。

（2）早期移植肾功能丢失的患者

移植肾功能在术后 1 年内丢失并回归透析治疗患者，无论是否停用免疫抑制剂，均更容易发生移植肾相关并发症。所以，在大多数移植中心，对早期功能丢失的移植肾都采用即刻免疫抑制剂撤除加移植肾切除的治疗策略。

（3）希望再次接受肾移植的患者

无功能移植肾存在于体内，异体抗原会刺激机体不断产生抗体。群体反应性抗体（PRA）是器官移植术前筛选致敏受者的重要指标，与移植排斥反应和存活率密切相关。对希望再次接受肾移植手术患者而言，如果PRA 持续呈阳性，那么切除移植肾也是有必要的。

扫码看视频
无功能的移植肾
需要切除吗

（文：王继纳）

5. 肾移植后，可以做其他手术吗

"医生，我最近去口腔科就诊，医生建议我拔牙。可我做过肾移植，口腔科医生让我来问问，我这种情况可不可以拔牙？"

"医生，我最近去眼科就诊，医生建议我做个小手术，考虑到我是肾移植患者，眼科医生让我来问问，这手术可不可以做？"

许多肾移植患者都会遇到类似的问题：肾移植术后，能不能做其他手术呢？如果能做，应该注意些什么呢？

（1）肾移植患者做手术，感染风险更高

肾移植患者需要长期服用免疫抑制剂，这些药物在发挥抗排斥作用的同时，也会导致患者对细菌、病毒、真菌等病原体的抵抗力大幅降低。与正常人相比，肾移植患者发生各类感染的机会明显增加，且一旦发生感染，尤其是肺部感染，后果可能非常严重，甚至可能导致死亡。

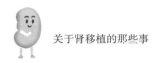

因此，肾移植患者若接受手术治疗，发生感染的风险确实要比普通人群高，这点需要格外引起重视。

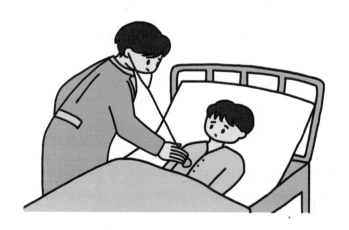

（2）肾移植患者手术治疗注意事项

既然风险这么大，肾移植患者可以接受手术治疗吗？答案是肯定的，但需要具备以下几个条件：

① 除十分危急、必须立即进行手术治疗的情况外，一般应在移植肾功能平稳、一般状况良好的情况下进行。一些患者在血肌酐升高、移植肾功能波动的状况下，仍想做手术，是不太合适的。因为此时移植肾功能不稳定才是"主要矛盾"，其他非紧急手术可等移植肾平稳后再做。

② 手术需经专科医生仔细评估后才能进行。没有必要的手术，尽量不要做，如医疗美容手术等。

扫码看视频
肾移植术后可以
做其他手术吗

③ 适当延长抗感染药物的使用时间。例如：肾移植患者在拔牙前，需要比其他患者提前2～3天预防性使用抗感染药物；拔牙后，也应比其他患者多使用2～3天的抗感染药物。

在肾移植术后进行其他手术的问题上，肾友们一定要引起足够重视，须经肾移植专科医生与相关专科医生仔细评估后，方可进行。

（文：张伟韬）

第六章

儿童肾移植

本章主编/朱 冬　　本章主审/王继纳

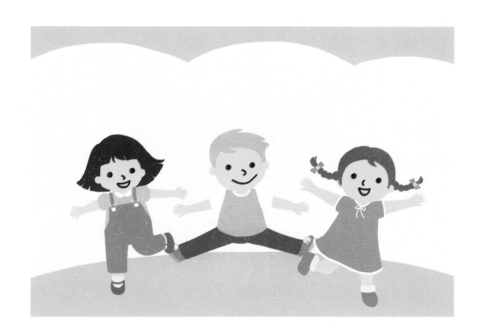

一、儿童肾移植，需要您更多的关注

儿童这个称呼，听上去就让人觉得心里暖暖的。对于父母，孩子是"心头肉"；对于家庭，儿童是"掌中宝"；对于社会，儿童是未来的希望。儿童的健康、教育、成长都是大家觉得无论怎么重视也不过分的。但有一个特殊的儿童群体，却被关注得太少，那就是尿毒症患儿。

尿毒症严重影响儿童的生长发育、骨代谢及生命安全。如果没有进行透析或肾移植，尿毒症患儿将很难生存，更谈不上健康成长。相对于透析，肾移植患儿的预期寿命更长。数据显示，尿毒症患儿接受肾移植后的预期寿命为 57.9 年；而接受透析的尿毒症患儿的预期寿命为 36.1 年。

由于各种原因，我国尿毒症患儿透析和肾移植的比例较低，尤其是肾移植。资料显示，美国儿童肾移植占所有肾移植的 1/4，我国儿童肾移植仅占所有肾移植的 6.6%；我国 90% 以上的儿童肾移植为 10 岁以上患儿，而美国 10 岁以上儿童肾移植仅占 60%。

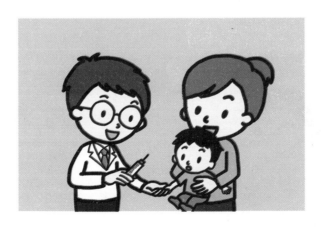

为什么儿童肾移植在我国发展得如此缓慢？是因为儿童肾移植手术难度太大吗？事实上，从外科角度来讲，虽然儿童肾移植的手术难度较成人肾移植要大，但还远远难不倒我国众多优秀的外科医生。阻碍儿童肾移植发展的，关键还是家庭和社会对儿童肾移植的认知不足，以及既往我国器官捐献制度的不完善。近年来，我国公民对器官捐献的认识不断提高，器官捐献事业发展迅速，儿童肾移植的发展也迎来了机遇，这是我国肾移植事业的美好时代，更是尿毒症患儿的福音。

复旦大学附属中山医院肾移植中心有着悠久的儿童肾移植历史，曾成功实施国内第一例 Denys Drash 综合征患儿的肾移植手术。此外，我们还成立了"新肾儿 Kidnewer"慈善基金，为经济困难的肾移植患儿家庭提供慈善援助。尿毒症患儿的家长应更多地了解儿童肾移植，不要轻言放弃。同时，我们也呼吁社会各界更多地关注尿毒症患儿，关注儿童肾移植。

（文：朱冬）

二、肾移植患儿的生长发育问题

肾移植是治疗儿童终末期肾病的最佳替代疗法。与成人肾移植不同，肾移植患儿的生理和心理成长需要给予更多关注。

1. 生长发育和骨骼健康

慢性肾脏病患儿的生长发育受多种因素影响，主要包括生长激素、胰岛素样生长因子、胰岛素样生长因子结合蛋白等。尽管患儿的肾功能在移植后恢复正常，但生长激素分泌往往仍然不足，血清钙、磷、甲状旁腺激素和维生素 D 水平紊乱也很常见，这些都会增加患儿发生生长迟缓、骨质疏松或佝偻病的风险。

决定肾移植患儿生长发育的因素包括移植时的年龄、糖皮质激素的使用、移植肾功能和重组人生长激素的使用等。与年龄较大的患儿相比，6 岁以下儿童移植后的生长速度更快。移植前生长发育迟缓的程度也可以预测患儿成年后的最终身高。生长激素治疗可使肾移植患儿的生长速度和最终成年身高明显提高，但应在有经验的医生指导下谨慎使用。另外，类固醇免疫抑制方案的减量能改善青春期前肾移植患儿的生长情况。

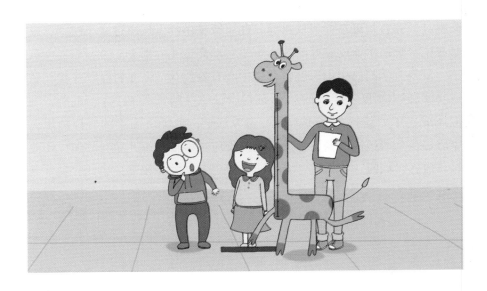

2. 青春期带来的"挑战"

大多数患儿在移植后正常进入青春期，但一些患儿可能出现青春期延迟。青春期持续时间的缩短，可通过骨龄延迟来预测。另外，青春期是儿童期和成人期之间的一个重要过渡时期，其特征是寻求独立和自主。这一快速变化和不稳定的发育时期使青少年肾移植患者面临更高的治疗依从性差、急性排斥反应和移植物丢失的风险。此外，青少年可能很难接受免疫抑制药物对外貌的影响，如体重增加、库欣面容（"满月脸"等）、痤疮和牙龈增生，伴随而来的心理压力及其对青少年自我形象的影响，可能会对其能否坚持服用免疫抑制剂产生影响。

3. 心理与社会适应性

肾移植患儿暴露于与慢性疾病相关的额外社会心理压力中。发育迟缓、药物副作用导致的身体形象问题，与同龄人交往困难，长时间缺课，免疫抑制剂

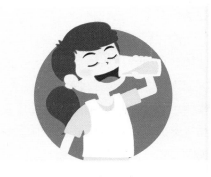

治疗方案所需的严格时间安排，创伤后应激状态等，均可能加剧肾移植患儿的心理社会问题。因此，早期识别和加强对高危患儿的治疗非常重要。存在不良情绪或精神障碍的儿童往往需要额外照顾，包括移植前后的精神护理等。药物是治疗抑郁症、双相情感障碍和多动症的重要方法。当然，医生在选择药物时，须充分考虑其对患儿肾功能的影响及是否会干扰免疫抑制药物的代谢等。

（文：卓然）

三、肾移植的预后优于透析治疗

对尿毒症患儿而言，肾移植的预后优于透析治疗，肾移植是更好的肾脏替代治疗方式。一项大型长期研究分析了 5 961 例 19 岁以下尿毒症患儿的预后，与等待移植的患儿相比，接受移植患儿的死亡率明显下降。

1. 儿童肾移植的存活率大大提高

近年来，肾移植患儿的预后已有很大提高。美国器官移植受者科学登记处（SRTR）的数据显示，18 岁以下肾移植患儿移植肾的 1 年存活率由 1987 年的 81% 提升至 2010 年的 97%，5 年存活率由 1987 年的 59% 提升至 2006 年的 78%，10 年存活率由 1987 年的 47% 提升至 2001 年的 60%；肾移植患儿的存活率更高，1 年存活率由 1987

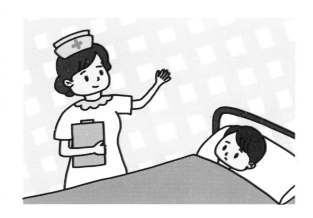

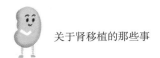

年的 95% 提升至 2010 年的 99%，5 年存活率由 1987 年的 90% 提升至 2006 年的 97%，10 年存活率由 1987 年的 78% 提升至 2006 年的 91%，与同时期的成人肾移植相比，儿童肾移植的存活率更高。

2. 不同年龄段肾移植患儿，预后存在差异

曾经，年龄较小的肾移植患儿（尤其是 2 岁以内的婴幼儿）的预后比年龄较大的患儿差，但随着术后管理的改进及相关护理水平的提高，两者的差异已不明显。最新研究结果显示，青少年患儿的长期预后反而较年幼患儿差，这可能与其依从性较差、易发生血管栓塞、原发肾病易复发等因素有关。北美儿科肾脏试验和合作研究（NAPRTCS）2014 年的数据显示，活体供肾肾移植患儿的移植物 5 年存活率分别为：84%（0～1 岁）、86%（2～5 岁）、84%（6～12 岁）和 79%（＞12 岁）；非活体供肾肾移植患儿的移植物 5 年存活率分别为：63%（0～1 岁）、75%（2～5 岁）、73%（6～12 岁）和 68%（＞12 岁）。

3. 影响儿童肾移植预后的危险因素

有研究者根据美国器官获取与移植网络（OPTN）的数据，分析了 1995—2000 年进行肾移植患儿的长期随访结果，发现影响移植肾长期存活的危险因素主要包括较年长的患儿、女性患儿、死亡供体移植、移植肾功能延迟恢复（DGF）、肾小球肾炎病史（与其他原发病因相比）、移植时未接受诱导治疗、移植 1 年内发生过急性排斥反应等。其他的一些大型研究也获得了类似的结果。

总之，对尿毒症患儿而言，肾移植是最佳治疗方式，且能够获得良好的预后。

（文：彭博）

四、儿童期免疫系统特征

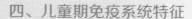

人体的免疫系统从出生到成年经历了巨大变化。在儿童生长发育过程中，外周血中的免疫细胞（T 细胞、B 细胞）及它们各自亚型的数量和比例都有很大变化，这一过程缓慢且持续。与此同时，人体对同种异体组织或器官的免疫反应能力也逐渐增强。作为人体最重要的中枢免疫器官之一，胸腺输出免疫细胞主要发生在儿童期，到成年期就降至很低的水平。成人的胸腺发生萎缩，持续的抗原刺激使 T 细胞从幼稚 T 细胞向记忆 T 细胞转变。

与成人相比，儿童对同种异体组织或器官的免疫反应相对较弱，表现为 T 细胞上的 CD40L 表达量较低、较少的抗原特异性 T 细胞前体、较高的 Th2 细胞因子和较低的 Th1 细胞因子、较弱的效应性 T 细胞功能、较高比例的致耐受树突状细胞亚群，以及较低滴度的移植前 HLA 抗体。尿毒症患儿在接受肾移植后有更好的远期效果，与儿童的免疫系统相对幼稚有关。

由此看来，从免疫系统角度来讲，尿毒症患儿接受肾移植有比成年患者更大的优势。

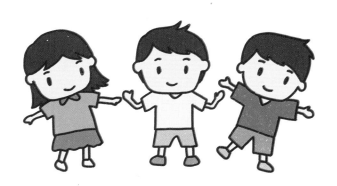

（文：朱冬）

五、浅谈儿童抢先肾移植

抢先肾移植是指尿毒症患者在接受肾移植前未接受过血液透析或腹膜透析治疗。接受抢先肾移植的儿童患者比例较成人患者高，原因在于很多患儿家长不愿意患儿承受血液透析和腹膜透析的痛苦。美国的统计数据显示，在肾移植患儿中，接受抢先肾移植比例接近 1/4（24%），超过 1/3 的供肾来自活体供肾者。

1. 抢先肾移植有什么优势

美国的统计数据显示，与透析（包括血透和腹透）治疗相比，抢先肾移植在移植肾及患儿的长期存活率方面均有优势。在一项包含近 4 000 例儿童及成人肾移植患者的回顾性研究中，抢先肾移植的患者与接受过透析治疗的肾移植患者相比，移植肾功能衰竭的风险为 75∶100（尸体供肾）和 73∶100（活体供肾）；患者死亡的风险为 84∶100（尸体供肾）和 69∶100（活体供肾）。在另一项包含 1 113 例患儿的研究中证实，接受抢先肾移植的患儿术后前 3 年内发生移植肾排斥反应的比例为 48%；而在接受过透析治疗的肾移植患儿中，该比例为 63%；移植肾的 6 年存活率，在接受抢先肾移植的患儿中为 82%，而在其他患儿中为 69%。

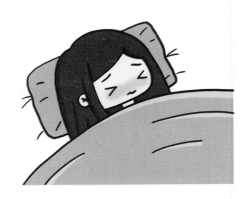

2. 哪些患儿不适合接受抢先肾移植

虽然抢先肾移植有一定优势，但并非所有患儿均适合接受抢先肾移植。存在以下各种情况者，不适合接受抢先肾移植：

① 肾移植术前需要接受患肾切除手术（如恶性肾血管性高血压、慢性肾盂肾炎等）；

② 因自身免疫性疾病导致尿毒症，且体内尚存在高滴度的自身抗体（如抗肾小球基底膜病）；

③ 进行性活动性感染；

④ 病因未明的肾脏疾病处于活动期，且与快速进展的疾病相关（如溶血性尿毒症综合征、新月体性肾小球肾炎）；

⑤ 患儿或其监护人难以处理肾移植后相关事项，如依从性差等。

没有上述情况的尿毒症患儿，若有合适的供肾来源，抢先肾移植应该是被优先考虑的治疗方式。

（文：王继纳）

六、儿童肾移植注意事项

1. 术前注意事项

与成人不同，儿童肾功能衰竭最常见的原因是先天性或遗传性泌尿系统疾病，如肾发育不良、梗阻或反流性肾病等。成人肾功能衰竭的常见原因，如慢性肾小球肾炎，继发于高血压、糖尿病的肾功能衰竭等，在儿童中很少见到。

在进行肾移植前，医生需要对患儿进行针对性评估和个体化处理。比如：尿道梗阻性疾病患儿在肾移植后，尿路感染的发生率明显高于其他患儿，可能需要进行终身预防性抗感染治疗。

肾移植患儿的免疫接种问题也应该在术前予以充分考虑。不同年龄段的儿童需要接种不同的疫苗，以预防一些传染性疾病。然而，对于免疫力低下的尿毒症患儿而言，疫苗很难发挥足够的保护作用。在肾移植前，对尿毒症患儿进行特殊的免疫接种至关重要。由于尿毒症患儿的免疫应答能力不理想，进行免疫接种时需要加大剂量，并监测抗体滴度。在肾移植后，活疫苗应尽量避免使用，其他疫苗可以在肾移植半年到一年后应用，流感灭活疫苗应每年接种。

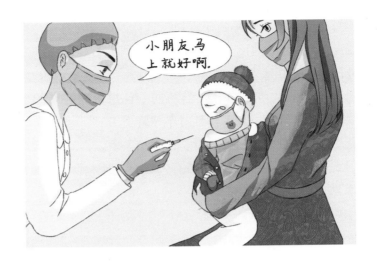

2. 手术注意事项

与心脏和肝脏移植不同的是，尿毒症患儿自身的肾脏一般不需要切除，移植肾一般被放至于髂窝部位。因此，供肾大小、供受者年龄匹配的要求并不那么严格。不过，把年龄很小的供者肾脏匹配给同样年龄很小的受者，往往会因为血栓形成而有较高的移植肾丢失风险。因此，只要尿毒症患儿的体重达到 6.5～10 千克，就可以接受成人的供肾。

体重超过 30 千克儿童，肾移植手术流程与成人肾移植完全相同。体重低于 10 千克的尿毒症患儿，手术切口需要偏向腹正中部位，且由于此年龄段幼儿的腹膜与皮下筋膜之间的空间有限，故移植肾一般放置于腹腔内，供肾的动脉连接到患儿的腹主动脉，供肾的静脉连接到下腔静脉。体重介于 10～30 千克的尿毒症患儿，手术切口及移植肾放置的位置，须根据具体情况决定。成人肾移植一般放置临时性输尿管支架管，但其是否对儿童肾移植有帮助，尚无定论。一些肾移植患儿需要进行特殊的输尿管再植、膀胱扩容或尿流改道等处理。

3. 术后注意事项

与成人肾移植不同，儿童肾移植术后需要特别关注以下情况：

（1）移植肾存活情况

近年来，儿童肾移植术后急性排斥反应的发生率明显下降，1 年急性排斥反应的发生率从 20 世纪 80 年代的 55% 降至目前的 10%～15%。移植肾的长期预后与能否遵医嘱服药密切相关。不遵医嘱服药是造成患儿术后 5 年移植肾功能丢失的最主要因素。导致肾移植患者死亡的主要因素是感染和恶性肿瘤。肾移植患儿的死亡率明显低于成人肾移植患者。

（2）病毒感染

由于强效免疫抑制剂的应用，病毒感染成为肾移植术后的重要并发症之一。从 20 世纪 90 年代中期开始，EB 病毒、BK 病毒的感染率急剧增加。与成人相比，肾移植患儿发生巨细胞病毒（CMV）、微小病毒 B19、EB 病毒、BK 病毒感染的概率更高。因此，一定要重视肾移植患儿术后的病毒感染问题，术后一年内定期监测病毒血清学指标是非常有必要的。

（3）发育相关问题

儿童处于生长发育阶段，慢性肾病可导致儿童发育不良和生长迟缓，患儿的身高明显低于同龄儿童。肾移植能改善患儿发育迟缓的情况，但若手术进行得较晚，则极有可能难以完全纠正至正常水平。尽量减少激素的应用有利于肾移植患儿的生长发育。因此，肾移植患儿家长一定要及时与儿科医生取得联系，获得专业指导，让孩子得以健康成长。

（4）用药问题

药代动力学研究显示，环孢素 A 在肾移植患儿体内有较成人肾移植患者更短的代谢半衰期（T1/2），故儿童的日剂量明显高于成人；同样，西罗莫司在肾移植患儿体内也有较成人肾移植患者更短的代谢半衰期，儿童的日剂量可能需要达到成人的 2～3 倍；麦考酚酸酯类药物在肾移植患儿体内的浓度往往较高。这些代谢上的区别归因于胆道转运和代谢酶，如细胞色素 P450 和葡萄糖醛酸转移酶等。与使用糖皮质激素的患儿相比，不使用糖皮质激素的患儿由于使用麦考酚酸酯类药物而引起白血病、贫血及消化道并发症的概率较高。

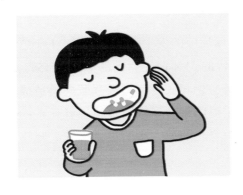

淋巴细胞清除后，儿童与成人免疫系统的重建有明显不同，胸腺在儿童的免疫功能恢复中发挥重要作用。在儿童中，阿仑单抗（一种单克隆抗体，靶向作用于 T 细胞及 B 细胞上的 CD52 蛋白）介导的淋巴细胞清除具有更持久的效力，这与通常认为的由于更加活跃的淋巴细胞增殖而导致清除作用在儿童中较为短暂是相悖的。抗胸腺细胞免疫球蛋白（ATG）可以清除 T 细胞和记忆性 T 细胞，能提高肾移植患儿移植肾的长期存活率。B 细胞清除药物美罗华在儿童肾移植患儿中的应用也越来越多。数据显示，美罗华诱导的肾移植患儿，B 细胞在术后 15 个月可完全恢复；而成人一般在术后 24 个月才开始恢复，且很难恢复到术前水平。术后随访 3～5 年发现，肾移植患儿新生成的 HLA 抗体远高于成人患者。

（文：朱冬）

第七章

"新肾"的希望——器官捐献

本章主编 / 戚贵生　　本章主审 / 王继纳

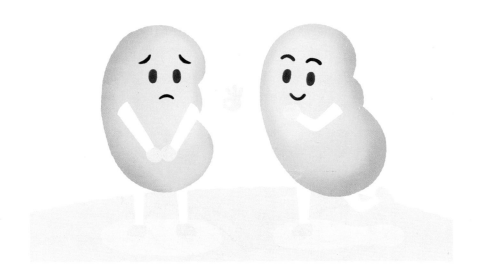

一、另一种方式的"涅槃重生"

当心跳、呼吸停止，生命是不是就此消亡？

2015年3月5日14时40分，复旦大学附属中山医院手术室内，G女士的心脏永远停止了跳动。然而，G女士的生命以另一种形式得以延续：数小时后，她的肝脏和肾脏使3名需要救助的患者获得了新生。

自2010年3月我国启动人体器官捐献试点工作以来，截至2022年1月15日，共实现捐献38 047例、捐献大器官113 986个。

复旦大学附属中山医院是上海首批17家人体器官捐献试点医院之一。复旦大学附属中山医院人体器官捐献办公室（OPO）于2014年4月正式成立，负责徐汇、青浦及金山三个区的人体器官捐献工作。在此后的半年内，复旦大学附属中山医院OPO完成人体器官捐献6例，累计捐献肝脏6个、肾脏12个、角膜4个，为20余名患者带来了新生，器官捐献者的生命也以另一种形式获得了"重生"。

复旦大学附属中山医院OPO自成立伊始，便得到了院领导的亲切关怀，樊嘉院长亲自挂帅，朱同玉、秦净、周俭副院长一线督导，孙湛处长亲自协调，各职能科室全力支持，OPO办公室全体成员勠力同心，在各方共同努力下，取得了较为理想的成绩。

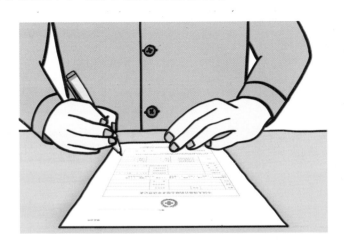

在 OPO 正式启动伊始，复旦大学附属中山医院全体党政负责人集体签署了《人体器官捐献自愿书》，自愿加入器官捐献的爱心行列，以挽救他人的生命。医院全体党政负责人集体自愿加入人体器官捐献行列在上海尚属首次，在中国医疗界亦鲜有报道。在集体签署仪式上，从医 40 多年的复旦大学附属中山医院老院长王玉琦代表中山医院全体医务人员发出倡议：

"延续生命，大爱永恒。为使那些期盼得到器官移植的患者早日重获新生，为挽救更多的宝贵生命，捐献出自己有价值的器官……让我们借助现代医学，将生命以另一种方式延续。凤凰涅槃，浴火重生，器官捐献，我们需要每一双手的帮助与支持！生命的另一种绵延，需要我们一起努力！"

（文：戚贵生）

二、"卖肾"？肾脏不是想卖就能卖

网络上曾流传过一篇微博，说一名 17 岁的高中生为了买新上市的苹果手机，在黑中介的诱惑下，卖了自己的肾脏。这些年，只要苹果公司发布新一代的手机，大家总会开玩笑说："估计又有人要卖肾去买苹果手机了！"

实际上，肾脏可不是想卖就能卖的，这是违法的。

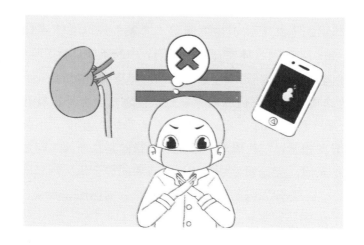

前些年，由于我国器官移植相关法律法规不够完善，加上可供移植的肾脏极其短缺，某些不法分子不惜铤而走险，通过贩卖肾脏给需要肾移植的患者（这些移植是非法的）牟利，个别不明就里的受害者在金钱的诱惑下，卖掉了自己的肾脏。近年来，国家下大力气对器官移植领域的不规范行为进行整顿、肃清，出台了一系列法律法规，杜绝器官买卖。也就是说，肾脏绝对不是想卖就能卖的！

在国际上，活体供肾是肾脏移植的重要来源之一。在美国，活体供肾肾移植的数量占肾移植总数的一半左右；在韩国和日本，绝大多数肾移植是活体供肾肾移植。

所谓活体供肾肾移植，就是由健康人自愿捐出自己的一个肾脏给需要肾移植的尿毒症患者，从而给这些患者带来新生的机会。由于活体捐献的肾脏质量更好，且通常来自患者的亲属（"配型"更好），故无论是从短期还是长期来看，活体亲属供肾肾移植的效果都相对较好。

在过去的很长一段时间内，由于我国的法律法规对活体间可以捐献肾脏的亲属关系界定不够明确，给肾脏非法买卖留下了灰色空间。2007 年 3 月 31 日，国务院正式公布了《人体器官移植条例》，并宣布于 2007 年 5 月 1 日起施行。该条例明确规定了活体肾移植的范围：活体器官的接受人，限于活体器官捐献人的配偶、直系血亲或者三代以内旁系血亲，或者有证据证明与活体器官捐献人存在因帮扶等形成亲情关系的人员。

2009 年 12 月 28 日，卫生部制定了《关于规范活体器官移植的若干规定》，进一步对《人体器官移植条例》中的条款进行了详细说明：

① 配偶：仅限于结婚 3 年以上或婚后已育有子女的。

② 直系血亲或者三代以内旁系血亲：直系血亲是指具有直接血缘关系的亲属，即患者的父母、子女、爷爷奶奶、孙子、孙女、外公外婆，以及兄弟姐妹；三代以内旁系血亲，指的是在血缘上与患者同出于三代以内的亲属，无论辈分是否相同，只要同源于祖父母、外祖父母的旁系血亲，都是三代以内的旁系血亲，如患者的伯伯、叔叔、姑姑、姨妈、舅舅、外甥、外甥女、侄子、侄女。

③ 因帮扶等形成亲情关系：仅限于养父母和养子女、继父母与继子女。

同时，法律还规定：活体器官捐献应当遵循自愿、无偿的原则，提供相关证明材料，在具有器官移植资质的医院进行手术，并且需要通过伦理委员会的审核和省级卫生行政部门的批准。

在以上制度的层层规范下，保证了活体器官移植规范、有序、安全、符合伦理地进行。

扫码看视频
活体器官捐献的
伦理要求

（文：彭博）

三、留给这世界最后的礼物——"器官捐献"

生命的消逝是一种结束，也可以是另一种开始。关于人体器官捐献，您了解多少？

人体器官捐献志愿登记是指在中华人民共和国境内、年满 18 周岁的完全民事行为能力人，自愿表达其逝世后无偿捐献器官用于救治器官衰竭患者的意愿，并按照相关程序进行登记注册的行为。

公民逝世后器官捐献，就是公民去世后，以自愿、无偿的方式捐献其功能良好的器官或组织，用于救治因器官功能衰竭而需要进行器官移植的患者，使其能够延续生命，改善生活质量。

我国每年约有 30 万等待移植的器官功能衰竭患者，而仅有 1 万余名患者进行了器官移植手术，还有大量患者在等待。器官捐献是挽救生命的崇高行为，亟待全社会的关注和支持。

如何报名成为人体器官捐献志愿登记者？

① 到就近的登记器官捐献管理机构填写并递交《中国人体器官捐献志愿登记表》；

② 登录中国人体器官捐献管理中心（http//:www.china-organdonation.

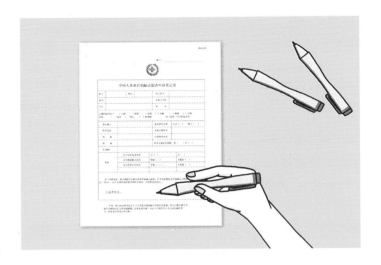

org.cn）进行线上登记；

③ 通过邮寄、传真等形式，向登记管理机构递交《中国人体器官捐献志愿登记表》。地址：北京市东城区干面胡同 53 号中国红十字会训练中心业务部 207 室；邮编：100010；传真：010-65236997。

（文：王硕）

 ## 四、OPO 是什么？协调员戚医生告诉你

OPO 不是一个项目，而是 Organ Procurement Organization（器官获取组织）的英文首字母简称。复旦大学附属中山医院 OPO 办公室成立于 2014 年 4 月，我是其中的一名器官捐献协调员。

中国已宣布自 2015 年 1 月起停止使用司法途径的人体器官，器官捐献成为移植器官的主要来源。目前，OPO 在国内尚属新生事物，这项工作充满了挑战。

国内民众对器官捐献的认识、接受度较低，潜在捐献者的捐献成功率很低，最大的障碍是国人固守千年的对于"死无全尸"的畏惧。

目前，上海仅开展心脏死亡（DCD）及可控性心脑双死亡（DBCD）供体的器官捐献。

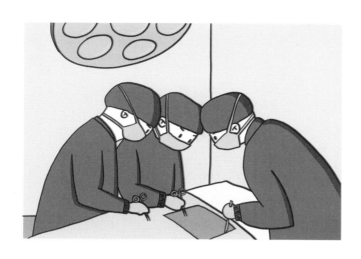

以 DBCD 案例为例，介绍一下器官捐献的过程。首先，由临床主管医生发现潜在的捐献者，这类潜在的捐献者需符合病情不可逆的条件（多数为不可逆的颅脑损伤），同时家属对患者病情知情、理解并已签署知情同意书。之后，主管医生将潜在捐献案例汇报至片区的 OPO，由片区 OPO 派出两组人员：第一组人员为器官捐献协调员，主要负责与潜在捐献者的近亲属沟通并确定其捐献意愿；另一组人员协助主管医生做好捐献者的医学评估及管理，维护器官的功能状态。在第一组人员完成捐献意愿书等文书签署工作后，启动院内专家组会诊，确认患者死亡不可逆状态，随后上报至上海市 OPO，由其随机抽取两名市级专家完成市级会诊，确认患者死亡不可逆状态；再上报至上海市红十字会，进行捐献过程见证；最后上报至片区 OPO 办公室所在医院的伦理委员会，完成快速伦理审查及批复。经两级会诊确认病情、伦理审批通过、红十字会完成见证，并完成家属告别仪式后，由主管医师负责将捐献者转运至手术室。在撤除生命支持措施，确认患者心脏停搏且无复跳后，由器官获取小组的外科医生完成器官摘取手术并恢复遗容。OPO信息管理专员上传捐献者信息至中国人体器官分配与共享计算机系统

（CORTS），启动捐献器官的分配，并由获得器官的医院完成系统指定受者的器官移植。后期，OPO 器官捐献协调员会协助家属完成捐献者的后事处理、纪念缅怀及人道主义救助等工作。

（文：戚贵生）

五、器官捐献，让爱满满的

肾移植是尿毒症患者最有效的替代治疗手段。然而，由于供肾紧缺，很多尿毒症患者无法进行肾移植手术。无论国内还是国外，等待肾移植的尿毒症患者人数都在逐年递增，而有机会进行肾移植的患者只占一小部分。

数据显示，2004 年美国有 6 万名尿毒症患者等待肾移植，虽然每年有近 2 万名患者进行了肾移植手术，但到了 2014 年，等待肾移植的患者数量增加到了 10 万。在我国，由于没有完善的脑死亡立法，供肾紧缺的情况更加严重。

心脏死亡肾脏捐献是解决供肾紧缺的一个有效途径。有研究表明，通过该途径获取供肾的潜能是当前尸体供肾数量的 2 倍。在美国，2000 年仅有 163 例心脏死亡供肾，2009 年增至 1 242 例。我国心脏死亡供肾捐献起步较晚，但发展很快。最新数据显示，当前我国通过心脏死亡供肾捐献进行肾移植的病例占肾移植总数的 30% 以上，且这一数字还在快速增长。

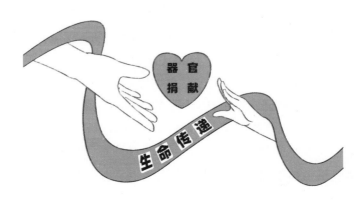

这一变化离不开我国公民对待器官捐献观念的改变。我国素来是礼仪之邦，随着媒体宣传的不断深入，越来越多的人已意识到，器官捐献不仅可以救助需要进行器官移植的人，更能使自己或至亲的生命以另一种形式得以延续，使器官捐献的氛围越来越浓。

（文：朱冬）

六、关于器官捐献的 10 个问答

1. 什么是公民逝世后器官捐献？

公民逝世后器官捐献是指公民去世后，将其功能良好的器官或组织以自愿、无偿的方式捐献，用于救治因器官功能衰竭而需要进行器官移植的患者，使其能够延续生命或改善生活质量。

2. 为何要大力推动器官捐献工作？

据统计，我国每年约有 30 万器官功能衰竭患者，而仅有 1 万余名患者接受了器官移植手术，大量患者在等待器官的过程中死亡。开展器官捐献是挽救生命的崇高行为，需要全社会的关注和支持。

3. 器官捐献者需要具备什么条件？

公民逝世后器官捐献无绝对年龄限制，原则上应身体健康、没有传染病、没有癌症（除外部分原发性脑肿瘤）。器官捐献者是否具备捐献条件，必须由医疗专家评估后决定。

4. 公民逝世后捐献器官需要哪些程序？

公民生前未明确表示不同意捐献器官或已报名成为器官捐献志愿登记者的，待其身故后，其配偶、成年子女、父母达成一致意见，可共同或委托代表以书面形式表示同意捐献器官。

5. 器官捐献是否会令遗体遗容受损？

医护人员会绝对尊重遗体，器官摘取手术采用严格的外科手术标准。手术结束后，医生会仔细缝合伤口，恢复遗体外观。

6. 器官捐献者与接受者是否可以了解对方信息？

根据国际惯例及我国现行政策，捐献者和接受者之间采用"双盲原则"。如有需要，相关工作人员会告知捐献者家人器官接受者移植术后的情况，担任捐献者与接受者双方联系的纽带，传递关怀。

7. 器官捐献者或其家人是否可以指定将器官捐献给某位特定人士？

不可以。根据国家制定的分配原则，所有捐献器官必须通过中国人体器官分配与共享系统来分配。

8. 捐献器官是否能够确保被公正分配？

捐献器官严格按照国家卫健委制定的器官分配与共享原则及规范程序，通过器官分配与共享系统进行分配，并根据分配结果移植给器官功能衰竭的患者。

9. 为何器官捐献自愿无偿，而移植受者需要支付费用？

器官本身是免费的，但在移植过程中会产生相关医疗费用，包括摘取和植入人体器官的手术费、保存和运送人体器官的费用，以及摘取、植入人体器官所发生的药费、检验费、医用耗材费等。

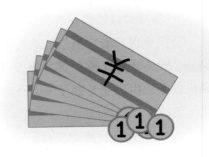

10. 器官捐献与遗体捐献有何不同？

器官捐献是公民去世后，将具有良好功能的器官捐献给他人，以挽救他人的生命。其对捐献者的生前状况、捐献时间和器官摘取手术技术等，均有严格要求。

遗体捐献一般是捐献者将遗体捐给医疗单位或者医学院校进行科研、教学之用，对捐献者生前状况没有要求，对捐献时间和技术的要求也相对宽松。

（文：戚贵生）

七、向死而生，医务工作者的信仰

2017年8月24日，复旦大学附属中山医院急诊室来了一位特殊的脑出血患者，他是在医院工作了一辈子、奉献了一辈子的王老先生。因病情过重，老先生进入脑死亡状态。在他弥留之际，他的儿子想起父亲曾对自己说过："如果我以后不幸去世，请将我有用的器官捐献给有需要的人。"为完成父亲的心愿，王老先生的儿子毅然向中山医院OPO组织提出了器官捐献的申请。

中山医院OPO的工作人员立即启动捐献流程，签署法律文书、申请专家判定、提交伦理材料、安排红十字会见证。8月25日18时，王老先生的肝脏和两个肾脏被成功取出，使3名患者重获新生。

王老先生从始至终都恪守着一名医务人员的职责。生前，他是复旦大学附属肿瘤医院总务处的一员，始终牢记后勤围着临床转的原则，积极主动做好服务工作，勤勤恳恳、兢兢业业。他经常挂在嘴边的一句话的是："我没什么大的本事，只能把自己的工作做好。只要有需要，我就会去做。"去世后，他捐出了自己有用的器官，挽救了他人的生命。

他用他的一生，向世人诠释了什么是人间大爱。这是生命的另一种延续，是人生价值的另一种体现，更是逝者用爱为生者留下的一份"特殊礼物"。这是中山医院完成的第44例公民逝世后器官捐献，也是上海市第 400 例器官捐献。

自 2013 年 8 月上海开展首例公民逝世后器官捐献至 2021 年 12 月 31 日，上海已累计实现人体器官捐献 930 例。其中，不仅有上海 8 家 OPO 器官捐献工作者的努力，更有上海市红十字会健全的工作机制、高效的工作体系的保障。同时，上海市红十字会也通过广泛宣传、教育和动员，普及器官捐献和器官移植知识，传播"人道、博爱、奉献"的精神，宣传相关政策，鼓励公民自愿、无偿捐献器官，提高全社会对人体器官捐献的认识。

（文：戚贵生）

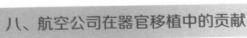

八、航空公司在器官移植中的贡献

1. 多部门协作，使器官转运更安全、高效

器官移植是人类医学发展史上的重要成就。要成功完成一台器官移植手术，先决条件是有符合条件的移植器官。

2015 年以来，中国全面停止使用司法途径的器官，公民逝世后器官捐献（DCD）成为唯一合法的移植器官来源。如今，中国的 DCD 事业处于飞速发展阶段，中国已成为世界第二器官移植大国。

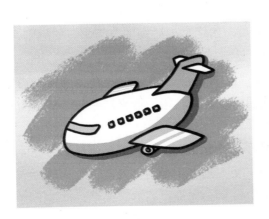

为确保器官分配的公平公正，公民捐献的器官需要严格按照国家卫健委的要求，通过人体器官分配与共享计算机系统，分配给相应的受者。因此，器官捐献者和等待移植的受者不在同一城市的情况很常见，有时甚至可能相隔十万八千里，这就涉

及捐献器官转运的问题。为降低器官移植的费用，我国目前大多采用由相关医务人员携带器官，通过乘坐民航班机等形式实施转运。

然而，这样的转运过程往往会面临较多不确定因素，较长的转运时间容易对器官的质量造成不利影响。在 DCD 开展之初，因转运问题导致的器官浪费时有发生。

器官转运的成功实施离不开多部门的协调与配合。2016 年，国家卫计委（现国家卫健委）、公安部、交通运输部、中国民用航空局等联合印发了《关于建立人体捐献器官转运绿色通道的通知》，提出建立人体捐献器官转运绿色通道，明确各方职责，目的是确保人体器官转运流程的通畅，将因转运环节对器官质量的影响降到最低。

此后，人体捐献器官的转运与民航的协调配合紧密联系在了一起。在紧急流程下，航空公司会启动应急预案，开通人体捐献器官转运绿色通道，协助医务人员快速办理登机手续、优先通过安检和登机；在航班起飞后到达机场的，由航空公司负责协调安排改签邻近航班；航班延误时，除天气因素等不可抗力外，由航空公司协调承运人体捐献器官的航班优先起飞，尽量缩短人体捐献器官的运输时间。在国家相关部门的通力合作下，器官转运变得更安全、高效。

自 2015 年以来，复旦大学附属中山医院肾移植团队在严格遵守国家各项规定的前提下，成功完成了数例捐献器官的转运及后续的移植工作。这离不开民航等相关部门的大力支持，向他们致以崇高的敬意！

（文：张伟韬）

2. 给吉祥航空公司的一封感谢信

尊敬的吉祥航空：

2019 年 3 月 24 日晨，我院 OPO 工作人员在哈尔滨医科大学附属第一医院完成了一例器官捐献手术，拟携带保存捐献肾脏的急救箱，搭乘中午 12 时 20 分的 HO1180 次航班从哈尔滨赶往上海，救治一位等待肾移植的患者。

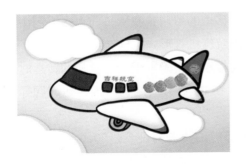

不巧的是，由于器官获取相关手续办理及手术协调等花费了一定时间，器官获取完成后，距离航班起飞的时间已不多。再加上前两天哈尔滨刚下过大雪，道路交通受到不小影响。

在得知我们将搭乘吉祥航空航班后，吉祥航空哈尔滨营业部的刘洋同志及其同事积极协调各方，联系航空公司地面服务及安检人员开启绿色通道，落实地面各保障环节。在刘洋同志的全程陪同、协助下，OPO工作人员快速办理了值机、安检、登机手续，并得到了航班机组的热情接待。

在吉祥航空"安全、准点、精致服务"经营理念的引领和刘洋同志及相关同志的积极协调下，这枚由黑龙江省患者捐献的肾脏得以被安全、及时运抵复旦大学附属中山医院，为后续工作的开展争取了宝贵的时间。在此，我代表复旦大学附属中山医院OPO组织和中山医院，代表捐献者和受捐者家庭，向吉祥航空客服中心、吉祥航空哈尔滨营业部刘洋同志和相关部门及机组人员在此次器官转运中提供的支持和保障，致以最衷心的感谢！

此致

　　敬礼！

复旦大学附属中山医院OPO办公室

（文：戚贵生）

—
附
录
一
—

真实案例分享

移植后 15 年，我的秘诀是什么

患者姓名：邓某（因涉及个人隐私，隐去真实姓名）

移植年限：15 年

移植类型：肾移植

移植医院：复旦大学附属中山医院

邓某（简称"邓"）是 2006 年在复旦大学附属中山医院接受肾移植的患者，15 年来，她为何能保持移植肾功能稳定，能重新拥有健康的生活？来看看她有哪些秘诀吧！

以下是该患者参加"新耕植"举办的"感恩'移'生"活动时的自诉。

我叫邓，今年是我移植后的第 15 年。经历过病痛和焦虑，重获新生的我，对如今的生活充满了感恩之心。

移植后，我按时服药，了解自己的身体状况。在与病友和医生的交流中，我知道了按时服药和规律随访的重要性。

医生对我说，有问题一定要早发现、早治疗。我谨遵医嘱，除了 2020 年新冠肺炎疫情期间，我几乎每个月都去医院复查，还按照朱教授的医嘱，进行程序性肾活检。正是这份对自己的关心与爱护，让我能

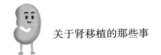

够平安度过移植后的每一天。

我能够有现在的生活，要特别感谢我的移植医生——朱同玉教授。我在中山医院接受了肾移植手术，是朱教授用妙手让我有资格重新享受精彩纷呈、鲜活幸福的生活。

饮水思源，没有朱教授，就没有我的今天。为了表达感谢，我在朱教授发起的"新肾儿 Kidnewer"公益项目中捐了款。得知"感恩'移'生"这个活动后，我决定送朱教授一束鲜花。再次见到朱教授，我将浓浓的感激之情寄予小小的心意中，心中感慨万千。

一束花虽不贵，然而在医生手中，绽放的花朵如同无数重新焕发光彩的生命。我也希望，我们新生的活力能为医生带去一份沁人心脾的香气和宜人的视觉体验，每每想起，彼此都会觉得珍贵与温馨。

感谢朱教授的医者仁心。同时，我也要感谢我的随访医生——杨橙医生，为我的健康付出了很大努力，难忘杨橙医生为我"雪中送炭"，感谢他给我的支持和鼓励！

（内容来源：微信公众号"新耕植"）

附录二

肾移植的奇思妙想

距离猪拯救人类的那一天，又近了一步

专注于器官移植的 eGenesis 公司，是一家位于美国马萨诸塞州的生物技术开发公司，致力于通过基因编辑技术拓展可用于人类器官移植的异种器官来源，推动异种器官移植的临床应用。

2015 年，eGenesis 使用 CRISPR 技术，使猪的基因组内 62 个猪内源性逆转录病毒（PERV）基因全部失活。而 PERV 可感染人类细胞，是异种器官移植的一个重要障碍。

2017 年，eGenesis 公司通过 CRISPR 技术，使猪胚胎中 PERV 的 25 个拷贝全部失活，并将这些胚胎植入母猪体内。此后，37 只健康小猪顺利诞生、正常发育，且体内无 PERV。这项研究成果发表于 2017 年权威学术期刊《科学》，成为器官移植领域重量级的突破性报道。eGenesis 也在 2017 年 3 月完成了 3 800 万美元的 A 轮融资。

据外媒报道，当地时间 2019 年 11 月 7 日，eGenesis 宣布获得 1 亿美元 B 轮融资。本轮融资由费森尤斯医疗风险投资公司（FMCV）牵头，拜耳 Leaps、Wellington Partners 等参与。

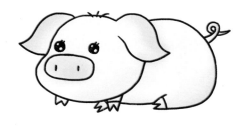

　　eGenesis 的研究人员表示，他们已经能生产经过基因改造、与人类免疫系统更加兼容的小猪模型，并且正在测试其有效性和安全性。

　　慢性肾脏病已成为全球公共健康问题。数据显示，中国约有慢性肾脏病患者 1.2 亿人。终末期肾功能衰竭患者的生活质量较差，国家的医疗支出也庞大，已成为各国政府越来越重视的医疗问题。

　　虽然异种器官移植进入临床还有很长的路要走，但这个过程中的每一点进步，对等待肾移植机会的尿毒症患者来说，都是一线曙光。

　　猪一直是解决人体移植器官短缺问题的研究重点。猪的心脏瓣膜已在人类身上成功使用了几十年，抗凝剂肝素是从猪肠中提取的，猪的皮肤被用于治疗烧伤患者，猪的角膜被用来恢复患者的视力。不过，将猪的器官移植到人体，存在一个障碍：猪细胞中有一种与人体无关的名为 α -Gal 的基因，会导致人体免疫系统发生排斥反应。

　　eGenesis 公司利用 CRISPR 基因编辑技术对猪进行基因改造，以便将它们用于器官移植。美国联合治疗公司（United Therapeutics）的子公司 Revivicor 则研发了敲除了 α -Gal 基因的转基因猪——GalSafe 猪，用于器官移植。

　　2021 年 10 月 20 日，美国纽约大学朗格尼医学中心进行了一项特殊的实验——将来源于猪的肾脏首次移植到人体中。接受猪肾移植的是一名女性脑死亡患者，有肾功能不全的迹象，其家人同意在她停止生命迹象之前进行这项实验。结果表明，移植的猪肾立即发挥了作用，几分钟内就产生了大量尿液，受试者的血肌酐水平恢复正常。该实验于 54 小时后终止，在此期间，肾脏未表现出与排斥反应有关的宏观特性。

　　2021 年 12 月 13 日，该医学中心使用基因工程猪肾脏进行了第二次异种移植手术，将一个缺少 α -Gal 基因的猪肾移植到 LiveOnNY（纽约市郊区促进器官和组织捐赠的非营利性组织）提供的一个最近去世、靠呼吸机维持的人类受体中，标志着潜在替代性器官应用领域的又一次进展。这项试验的肾脏来自一只经过基因编辑的猪，避免了免疫系统的攻击。

　　虽然上述试验取得了初步成功，但仍需要解决一些复杂的关键问题。比如：基因编辑猪的肾脏虽然没有引起超急性排斥反应（器官移植后48小时内发生的排斥反应），但尚不知晓其是否会产生加速性排斥反应（器官移植后48小时至5天）、急性排斥反应（1周以上）和慢性排斥反应，且该实验结果是向媒体公布的，而不是发表在医学专业杂志上；虽然脑死亡受体规避了该实验复杂的伦理问题，但若以后用于活体人体试验，还需要经受更多伦理问题的考验。

当然，该试验证明了基因工程猪肾被移植到人体的最初几天内不会被排斥，激发了公众对异种移植的关注，将对异种移植领域的发展有显著益处。

不久前，全球第一例将基因编辑猪的心脏移植给人类的心脏移植手术取得成功，受者存活60天，创造了异种移植的新纪录。中国的转基因猪研究也取得了重大进展。可以说，距离猪拯救人类的那一天，又近了一步！

（文：王继纳、张平宝）

扫码看视频
异种移植

——
附
录
三
——

复旦大学附属中山医院肾移植历史

复旦大学附属中山医院是国内最早开展同种异体肾移植的单位之一，成功完成国内首例长期存活的尸体肾移植术，并在国内率先开展活体亲属供肾肾移植。经过 50 多年的不懈努力和不断进取，中山医院肾移植团队在移植肾缺血再灌注损伤机制和保护、临床免疫耐受诱导等方面的研究取得较大进展，多次在国际会议上获得好评；肾移植手术的成功率、移植肾和患者的长期存活率，均达到国内先进水平，与国际水平持平；形成了完善的肾移植随访系统，是国家器官移植重点学科、中国肾移植随访管理委员会成员单位、上海市肾移植质量控制中心；上海市器官移植重点实验室目前承担多项自然科学基金、211 工程三期医学重点学科建设和市级医学重点项目。

重 要 事 件

1. 20 世纪五六十年代，率先开展实验动物肾移植的研究。

2. 1970 年 1 月，进行首例尸体肾移植，患者存活 45 天，是国内最早开展同种异体肾移植单位之一。

3. 1974 年，在我国泌尿外科奠基人之一熊汝成教授的带领下，成功完成国内首例长期存活的尸体肾移植术，患者存活 9 年。

4. 1975 年 7 月 14 日，为一名慢性肾小球肾炎尿毒症患者实施尸体肾移植术，患者存活 9 年以上，是当时我国肾移植存活时间最长的病例。

5. 1977 年，由于在肾移植领域的突出贡献，获得上海市重大科技成果奖。

6. 1983 年 8 月，编著出版我国第一部器官移植专著《肾脏移植》（人民卫生出版社出版）。

7. 1985 年，熊汝成教授举办肾移植学习班。

8. 1991 年，完成国内首例 8 岁儿童肾移植。

9. 2002 年，完成 77 岁高龄患者的肾移植。

10. 2004 年，开展手助腹腔镜供肾切取术，开创了微创外科技术和肾移植有机结合、共同发展的新途径。

11. 2004 年，完成"捐肾救母"肾移植，供体获评"感动中国年度人物"。

12. 2005 年，对部分家庭困难的亲属肾移植患者开展小切口活体供肾切取手术。

13. 2006 年，《蓝天下的至爱——爱心全天大放送》直播由复旦大学附属中山医院为"背着妈妈上大学"的大学生刘霆的母亲实施肾移植手术。

14. 2008 年，复旦大学附属中山医院第 100 例亲属肾移植取得完满成功，《我的生命你的爱》亲属肾移植宣传片同时首发。

15. 2009 年，依托复旦大学附属中山医院筹建上海市器官移植重点实验室。

16. 2009 年，实施全国首例 Denys-Drash 综合征患儿肾移植手术。

17. 2011 年 10 月，上海市器官移植重点实验室正式挂牌，首任主任为朱同玉教授。

18. 2013 年，上海市器官移植重点实验室被评为上海市优秀实验室。

19. 2016 年，成功实施上海首例肾癌供肾肾移植手术。

20. 2016 年，成功完成上海首例 ABO 血型不相容肾移植。

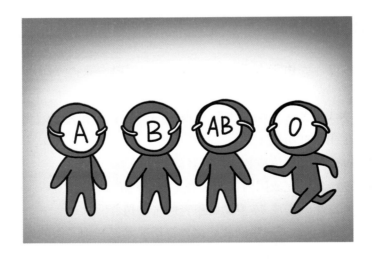

21. 2016 年，获评器官移植国家重点专科。

22. 2020 年，完成上海首例艾滋病亲属肾移植。

23. 2021 年，成为上海市肾移植质量控制中心。

（文：王宣传）

附录四

与免疫抑制剂存在相互作用的药物和食物

常见药物与食物相互作用表

相互作用类型	常见药物和食物
与 CYP3A 抑制剂或 P-糖蛋白抑制剂合用，增加免疫抑制剂的血药浓度	☐ 胺碘酮 ☐ 抗信号转导药（达沙替尼、克唑替尼、尼洛替尼、塞瑞替尼、拉帕替尼等） ☐ HIV 抗反转录病毒疗法促进剂（可比斯他） ☐ 抗真菌药（泊沙康唑、伏立康唑、伊曲康唑、氟康唑） ☐ HIV 蛋白酶抑制剂（茚地那韦、奈非那韦、沙奎那韦等） ☐ 大环内酯类抗生素（红霉素、克拉霉素、泰利霉素等） ☐ 非二氢吡啶类钙离子拮抗剂（地尔硫䓬、维拉帕米等） ☐ 丙肝病毒蛋白酶抑制剂（替拉瑞韦、波塞普韦等） ☐ 葡萄柚（西柚）、葡萄柚（西柚）汁
与 CYP3A 诱导剂或 P-糖蛋白诱导剂合用，降低免疫抑制剂的血药浓度	☐ 抗癫痫药（卡马西平、苯妥英、苯巴比妥等） ☐ 恩扎卢胺 ☐ 奈夫西林 ☐ 利福平、利福布汀 ☐ 贯叶、连翘及提取物
可能影响他克莫司的吸收	氢氧化铝、氢氧化镁，与他克莫司合用时需间隔 2 小时左右
与环孢素或他克莫司合用，增加肾损伤风险	☐ 氨基糖苷类抗生素（阿米卡星等） ☐ 两性霉素 B ☐ 秋水仙碱 ☐ 非甾体抗炎药（塞来昔布、布洛芬等）

续　表

相互作用类型	常见药物和食物
与他克莫司或环孢素合用，可能引起严重高钾血症	☐ ACEI 或 ARB 类降压药（普利类、沙坦类降压药） ☐ 保钾利尿剂（阿米洛利、螺内酯、氨苯蝶啶） ☐ 复方磺胺甲噁唑
与西罗莫司合用，可增加西罗莫司血药浓度	环孢素
与环孢素合用，可增加他汀类药物的血药浓度，增加肌肉毒性	阿托伐他汀、洛伐他汀、匹伐他汀、瑞舒伐他汀、辛伐他汀
与他克莫司或环孢素有相互作用	☐ 葡萄柚（又称西柚）/葡萄柚（西柚）汁，可增加他克莫司或环孢素的血药浓度 ☐ 绿豆，可能降低他克莫司或环孢素的血药浓度 ☐ 牛奶等脂溶性食物，可促进环孢素的吸收，增加环孢素的血药浓度

注意：本表仅列举了常用的可能与免疫抑制剂有相互作用的药物或食物，并不全面。若无法避免药物相互作用，须密切监测免疫抑制剂的血药浓度，及时调整药物剂量。

术后自我监测表格

肾移植术后患者自我监测表格

肾移植时间：　　年　　月　　日																
			一般体征					免疫抑制剂								
记录日期	体重（kg）	体温（℃）	24小时尿量（ml）	血压（毫米汞柱）		心率（次/分）		空腹血糖	药物1		药物2		药物3		药物4	
				早	晚	早	晚		早	晚	早	晚	早	晚	早	晚

附录六

全国具备人体器官移植的医疗机构名单及移植项目

全国具备人体器官移植的医疗机构名单

地 区	医 疗 机 构	移 植 项 目
北京	（17 所）	
1	北京协和医院	肝脏移植、肾脏移植
2	北京医院	肝脏移植、肾脏移植
3	中日友好医院	肝脏移植、肾脏移植、心脏移植、肺脏移植
4	中国医学科学院附属阜外医院	心脏移植
5	北京大学第一医院	肾脏移植
6	北京大学人民医院	肝脏移植、肾脏移植、小肠移植
7	北京大学第三医院	肝脏移植、肾脏移植、胰腺移植、小肠移植
8	北京大学国际医院	肝脏移植、肾脏移植
9	首都医科大学宣武医院	肾脏移植
10	首都医科大学附属北京朝阳医院	肝脏移植、肾脏移植、肺脏移植、胰腺移植、小肠移植
11	首都医科大学附属北京安贞医院	心脏移植、肺脏移植
12	首都医科大学附属北京友谊医院	肝脏移植、肾脏移植、胰腺移植、小肠移植

续　表

地区	医 疗 机 构	移 植 项 目
13	首都医科大学附属北京佑安医院	肝脏移植
14	清华大学附属北京清华长庚医院	肝脏移植、肾脏移植、心脏移植、肺脏移植、胰腺移植、小肠移植
15	中国人民解放军总医院	肝脏移植、肾脏移植、心脏移植、肺脏移植
16	中国人民解放军空军特色医学中心	肾脏移植
17	中国人民解放军火箭军特色医学中心	肝脏移植
天津	**（4 所）**	
18	天津市第一中心医院	肝脏移植、肾脏移植、心脏移植、肺脏移植、胰腺移植、小肠移植
19	天津医科大学总医院	肺脏移植
20	泰达国际心血管病医院	心脏移植
21	天津市胸科医院	心脏移植、肺脏移植
河北	**（3 所）**	
22	河北医科大学第二医院	肾脏移植、心脏移植
23	河北医科大学第三医院	肝脏移植
24	中国人民解放军联勤保障部队北戴河康复疗养中心	肾脏移植
山西	**（6 所）**	
25	山西省人民医院	肝脏移植
26	山西省第二人民医院	肾脏移植
27	山西医科大学第一医院	肝脏移植、心脏移植
28	大同市第三人民医院	肾脏移植
29	山西白求恩医院	肾脏移植、肺脏移植、胰腺移植
30	山西省心血管病医院	心脏移植

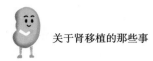

续　表

地区	医疗机构	移植项目
内蒙古	**（2 所）**	
31	内蒙古包钢医院	肝脏移植、肾脏移植、胰腺移植、小肠移植
32	内蒙古医科大学附属医院	心脏移植、肺脏移植
辽宁	**（6 所）**	
33	中国医科大学附属第一医院	肝脏移植、肾脏移植、心脏移植、肺脏移植、胰腺移植、小肠移植
34	大连医科大学附属第二医院	肝脏移植、肾脏移植、心脏移植、肺脏移植
35	大连市友谊医院	肾脏移植
36	鞍钢集团总医院	肾脏移植
37	中国人民解放军北部战区总医院	肾脏移植、心脏移植、肺脏移植
38	中国人民解放军北部战区空军医院	肾脏移植
吉林	**（1 所）**	
39	吉林大学第一医院	肝脏移植、肾脏移植
黑龙江	**（2 所）**	
40	哈尔滨医科大学附属第一医院	肝脏移植、肾脏移植、心脏移植
41	哈尔滨医科大学附属第二医院	肝脏移植、肾脏移植、心脏移植、肺脏移植
上海	**（11 所）**	
42	复旦大学附属中山医院	肝脏移植、肾脏移植、心脏移植、胰腺移植
43	复旦大学附属华山医院	肝脏移植、肾脏移植
44	上海市第一人民医院	肝脏移植、肾脏移植、胰腺移植、小肠移植
45	上海交通大学医学院附属瑞金医院	肝脏移植、肾脏移植、心脏移植、肺脏移植、胰腺移植、小肠移植
46	上海交通大学医学院附属新华医院	肝脏移植
47	上海交通大学医学院附属仁济医院	肝脏移植、肾脏移植
48	上海市胸科医院	肺脏移植

续　表

地区	医疗机构	移植项目
49	上海市肺科医院	肺脏移植
50	中国人民解放军海军军医大学第一附属医院	肝脏移植、肾脏移植、心脏移植、肺脏移植、胰腺移植
51	中国人民解放军海军军医大学第二附属医院	肝脏移植、肾脏移植、胰腺移植
52	中国人民解放军海军军医大学第三附属医院	肝脏移植
江苏	**（7所）**	
53	苏州大学附属第一医院	肾脏移植
54	无锡市人民医院	肝脏移植、肾脏移植、肺脏移植
55	常州市第一人民医院	肾脏移植
56	南京市第一医院	心脏移植
57	中国人民解放军东部战区总医院	肝脏移植、肾脏移植、小肠移植
58	南京医科大学第二附属医院	肾脏移植
59	徐州医科大学附属医院	肾脏移植
浙江	**（9所）**	
60	浙江大学医学院附属第一医院	肝脏移植、肾脏移植、心脏移植、肺脏移植、胰腺移植、小肠移植
61	浙江大学医学院附属第二医院	肝脏移植、肾脏移植、心脏移植、肺脏移植
62	浙江大学医学院附属邵逸夫医院	肝脏移植、肾脏移植、心脏移植、肺脏移植
63	浙江省人民医院	心脏移植
64	温州医科大学附属第一医院	肝脏移植、肾脏移植、心脏移植
65	宁波市医疗中心李惠利东部医院	肝脏移植、肾脏移植
66	宁波市鄞州区第二医院	肾脏移植
67	树兰（杭州）医院	肝脏移植、肾脏移植、心脏移植、肺脏移植

续　表

地区	医疗机构	移植项目
68	中国人民解放军联勤保障部队第九〇三医院	肾脏移植
安徽	**（3所）**	
69	中国科学技术大学附属第一医院	肝脏移植、肾脏移植、心脏移植、肺脏移植、胰腺移植、小肠移植
70	安徽医科大学第一附属医院	肝脏移植、肾脏移植、胰腺移植、小肠移植
71	安徽医科大学第二附属医院	肝脏移植、肾脏移植
福建	**（9所）**	
72	福建医科大学附属第一医院	肝脏移植
73	福建医科大学附属协和医院	心脏移植、肺脏移植
74	福建省立医院	肾脏移植
75	厦门大学附属翔安医院	肝脏移植、肾脏移植
76	厦门大学附属中山医院	心脏移植
77	厦门大学附属第一医院	肝脏移植
78	中国人民解放军联勤保障部队第九〇〇医院	肝脏移植、肾脏移植
79	中国人民解放军联勤保障部队第九一〇医院	肝脏移植
80	厦门大学附属心血管病医院	心脏移植
江西	**（3所）**	
81	江西省人民医院	肝脏移植、肾脏移植、心脏移植、肺脏移植、胰腺移植、小肠移植
82	南昌大学第一附属医院	肝脏移植、肾脏移植、胰腺移植、小肠移植
83	南昌大学第二附属医院	肝脏移植、肾脏移植、心脏移植、肺脏移植
山东	**（12所）**	
84	山东大学齐鲁医院	肝脏移植、肾脏移植、胰腺移植、小肠移植

续　表

地区	医 疗 机 构	移 植 项 目
85	山东大学第二医院	肾脏移植
86	山东省立医院	肝脏移植、肾脏移植、肺脏移植、胰脏移植、小肠移植
87	青岛大学附属医院	肝脏移植、肾脏移植、心脏移植、肺脏移植、胰腺移植、小肠移植
88	山东省千佛山医院	肝脏移植、肾脏移植、心脏移植、胰腺移植、小肠移植
89	烟台毓璜顶医院	肾脏移植
90	临沂市人民医院	肾脏移植、心脏移植
91	聊城市人民医院	肝脏移植
92	潍坊市人民医院	肾脏移植
93	中国人民解放军联勤保障部队第九六〇医院	肝脏移植、肾脏移植
94	中国人民解放军联勤保障部队第九七〇医院	肝脏移植
95	中国人民解放军海军第九七一医院	肝脏移植、肾脏移植
河南	**（7所）**	
96	郑州大学第一附属医院	肝脏移植、肾脏移植、心脏移植、肺脏移植、胰腺移植、小肠移植
97	河南省人民医院	肾脏移植、肺脏移植
98	郑州人民医院	肝脏移植、肾脏移植、心脏移植、胰腺移植、小肠移植
99	郑州市第七人民医院	肾脏移植、心脏移植
100	河南中医学院第一附属医院	肾脏移植
101	中国人民解放军联勤保障部队第九八八医院	肾脏移植
102	阜外华中心血管病医院	心脏移植

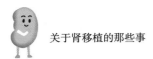

续　表

地　区	医 疗 机 构	移 植 项 目
湖北	**（7 所）**	
103	华中科技大学同济医学院附属同济医院	肝脏移植、肾脏移植、心脏移植、肺脏移植、胰腺移植、小肠移植
104	华中科技大学同济医学院附属协和医院	肝脏移植、肾脏移植、心脏移植、肺脏移植、胰腺移植、小肠移植
105	武汉大学人民医院	肝脏移植、肾脏移植、心脏移植、肺脏移植
106	武汉大学中南医院	肝脏移植、肾脏移植、心脏移植、肺脏移植
107	东风公司总医院	肾脏移植
108	中国人民解放军中部战区总医院	肝脏移植、肾脏移植、胰腺移植、小肠移植
109	武汉亚洲心脏病医院	心脏移植
湖南	**（10 所）**	
110	中南大学湘雅医院	肝脏移植、肾脏移植、胰腺移植、小肠移植
111	中南大学湘雅二医院	肝脏移植、肾脏移植、心脏移植、肺脏移植、胰腺移植、小肠移植
112	中南大学湘雅三医院	肝脏移植、肾脏移植、胰腺移植、小肠移植
113	湖南省人民医院	肝脏移植、肾脏移植
114	益阳市中心医院	肾脏移植
115	郴州市第一人民医院	肾脏移植
116	南华大学附属第二医院	肾脏移植
117	常德市第一人民医院	肾脏移植
118	岳阳市一人民医院	肾脏移植
119	湖南省儿童医院	肝脏移植、肾脏移植
广东	**（19 所）**	
120	中山大学附属第一医院	肝脏移植、肾脏移植、心脏移植、肺脏移植、胰腺移植、小肠移植

续　表

地区	医疗机构	移植项目
121	中山大学附属第三医院	肝脏移植、肾脏移植、胰腺移植、小肠移植
122	中山大学孙逸仙纪念医院	肝脏移植、肾脏移植、心脏移植、肺脏移植
123	中山大学附属第五医院	肝脏移植、肾脏移植、肺脏移植
124	广东省人民医院	肝脏移植、肾脏移植、心脏移植、肺脏移植
125	广东省第二人民医院	肾脏移植
126	南方医科大学南方医院	肝脏移植、肾脏移植、胰腺移植、小肠移植
127	南方医科大学珠江医院	肾脏移植
128	广州医科大学附属第一医院	肝脏移植、肾脏移植、心脏移植、肺脏移植
129	广州医科大学附属第二医院	肾脏移植
130	广州医科大学附属第三医院	肾脏移植
131	广东省中医院	肾脏移植
132	暨南大学附属第一医院	肾脏移植
133	中国医学科学院阜外医院深圳医院	心脏移植
134	深圳市第三人民医院	肝脏移植、肾脏移植
135	中山市人民医院	肝脏移植、肾脏移植、心脏移植、胰腺移植、小肠移植
136	佛山市第一人民医院	肝脏移植、肾脏移植
137	中国人民解放军南部战区总医院	肝脏移植、肾脏移植
138	中国人民解放军南部战区空军医院	肝脏移植、肾脏移植
广西	**（6所）**	
139	广西壮族自治区人民医院	肝脏移植、肾脏移植、心脏移植、肺脏移植、胰腺移植
140	广西医科大学第一附属医院	肝脏移植、肾脏移植、胰腺移植、小肠移植
141	广西医科大学第二附属医院	肝脏移植、肾脏移植、心脏移植、肺脏移植、胰腺移植

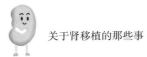
续　表

地区	医疗机构	移植项目
142	广西中医药大学附属瑞康医院	肾脏移植
143	中国人民解放军联勤保障部队第九二四医院	肝脏移植、肾脏移植
144	中国人民解放军联勤保障部队第九二三医院	肝脏移植、肾脏移植、胰腺移植、小肠移植
海南	**（2所）**	
145	海南医学院第二附属医院	肝脏移植、肾脏移植、心脏移植、肺脏移植
146	海南省人民医院	肝脏移植、肾脏移植
重庆	**（6所）**	
147	重庆医科大学附属第一医院	肝脏移植、肾脏移植、胰腺移植、小肠移植
148	重庆医科大学附属儿童医院	肝脏移植
149	中国人民解放军陆军军医大学第一附属医院	肝脏移植、肾脏移植
150	中国人民解放军陆军军医大学第二附属医院	肾脏移植、心脏移植
151	中国人民解放军陆军特色医学中心	肝脏移植、肾脏移植
152	重庆医科大学附属第二医院	肝脏移植、肾脏移植
四川	**（4所）**	
153	四川大学华西医院	肝脏移植、肾脏移植、心脏移植、肺脏移植、胰腺移植、小肠移植
154	四川省人民医院	肝脏移植、肾脏移植、心脏移植、肺脏移植、胰腺移植、小肠移植
155	中国人民解放军西部战区总医院	肾脏移植
156	中国人民解放军西部战区空军医院	肾脏移植
贵州	**（3所）**	
157	贵州医科大学附属医院	肝脏移植、肾脏移植、胰腺移植、小肠移植

续　表

地区	医疗机构	移植项目
158	贵州省人民医院	肝脏移植、肾脏移植
159	遵义医科大学附属医院	肝脏移植、肾脏移植、心脏移植
云南	**（5 所）**	
160	昆明医科大学第一附属医院	肝脏移植、肾脏移植、胰腺移植、小肠移植
161	昆明医科大学第二附属医院	心脏移植
162	云南省第一人民医院	肝脏移植、肺脏移植
163	昆明市第一人民医院	肝脏移植、肾脏移植、心脏移植
164	昆明市延安医院	心脏移植
西藏	**（1 所）**	
165	西藏自治区人民医院	肾脏移植
陕西	**（3 所）**	
166	西安交通大学第一附属医院	肝脏移植、肾脏移植、胰腺移植、小肠移植
167	陕西省人民医院	肾脏移植
168	中国人民解放军空军军医大学第一附属医院	肝脏移植、肾脏移植、心脏移植、肺脏移植、胰腺移植、小肠移植
甘肃	**（4 所）**	
169	兰州大学第一医院	肝脏移植
170	兰州大学第二医院	肝脏移植、肾脏移植
171	甘肃省人民医院	肾脏移植
172	中国人民解放军联勤保障部队第九四〇医院	肾脏移植
青海	**（3 所）**	
173	青海省人民医院	肝脏移植
174	青海大学附属医院	肾脏移植
175	青海省心脑血管病专科医院	心脏移植

地 区	医 疗 机 构	移 植 项 目
宁夏	**（2 所）**	
176	宁夏医科大学总医院	肝脏移植、心脏移植
177	宁夏回族自治区人民医院	肾脏移植
新疆	**（3 所）**	
178	新疆医科大学第一附属医院	肝脏移植、肾脏移植、肺脏移植、胰腺移植、小肠移植
179	新疆维吾尔自治区人民医院	肾脏移植、心脏移植
180	中国人民解放军新疆军区总医院	肾脏移植

（以上数据来自中华人民共和国国家卫生健康委员会，2021 年 6 月 11 日更新）

附录七

复旦大学附属中山医院肾移植专家及门诊时间

肾移植随访门诊：周三、周五下午

肾移植专科医师专家门诊

专 家	门诊类型	门诊时间	地 址
朱同玉教授	高级专家门诊	周四上午	东院区 15 号楼特需门诊 3 楼 16 号诊室
戎瑞明主任医师	高级专家门诊	周三上午	东院区 15 号楼特需门诊 3 楼 20 号诊室
	专家门诊	周三下午	西院区 20 号楼门诊 8 楼 1 区 2 号诊室
许明主任医师	高级专家门诊	周二上午	东院区 15 号楼特需门诊 3 楼 6 号诊室
	高级专家门诊	周四上午	东院区 15 号楼特需门诊 3 楼 5 号诊室
	专家门诊	周五上午	西院区 20 号楼门诊 8 楼 1 区 30 号诊室
王继纳副主任医师	专家门诊	周二上午	西院区 20 号楼门诊 8 楼 1 区 30 号诊室
	专家门诊	周三上午	西院区 20 号楼门诊 8 楼 1 区 5 号诊室

以上门诊信息更新至 2021 年 12 月，以复旦大学附属中山医院当日信息为准。

扫描二维码
关注"复旦大学附
属中山医院肾移植"